# 血圧が下がる本

高血圧



桑島 巌

はじめに

# 血圧を下げたいあなたへ

今、本書を手に取り、このページを開いているということは、高血圧に対して何らかの関心や不安がおありだからでしょう。**高血圧の患者さんは確実に増えています。**日本の国民病といっても言い過ぎではありません。

また、病院で血圧測定をして正常な値を示しても、安心できないことがわかってきました。本書の中で述べている「仮面高血圧」がそれです。病院での測定数値が良好なら、ほとんどの人はそこで納得してしまうものです。しかし、家庭や職場では高血圧状態が続いているのです。これは非常に危険な状態といえましょう。

なぜなら、高血圧が一時的なら問題ないのですが、**これが慢性的となると、「血管の老化」という非常にまずいことになってきます。**

血管が老化すると、血管が柔軟性を失ってもろくなってしまうのです。つまり「**動脈硬化**」という状態です。血管が動脈硬化状態になると、様々な不具合が起こってきます。血栓の形成、大動脈瘤《りゅう》の発生……。

血栓が脳や心臓の血管をふさいだらどうなるか？　大動脈瘤が破裂したらどうなるか？　改めて説明するまでもないでしょう。血管の老化とは本当に怖いことであり、**高血圧こそ血管を老化させ、脳卒中や心筋梗塞に代表される「血管病」を引き起こす元凶なのです。**

そしてここが厄介なところですが、体の老化は自覚できても、血管の老化は自覚できません。知らず知らずのうちに進んでいき、ある日突然、重大な疾患発生というかたちで現れます。高血圧が**「サイレントキラー（静かなる殺し屋）」**と呼ばれる所以です。

このため、高齢化が待ったなしの日本では近年、「血管年齢」が重要なキーワードになりつつあります。

血管年齢という語は、「血管年齢が若い」などという使い方をされます。これは具体的には動脈硬化が進んでいるか否か？ということです。血管年齢は若ければ若いほどよいのです。

血管年齢を若く保つうえで大切なのが、高血圧対策です。高血圧の状態を改善しなければ血管の老化は進むいっぽうです。実はこの逆も然りであり、血管の若返りに努力すれば高血圧も改善されるのです。

「血管が常に若々しくあれば、人は容易には老いない」という

ことなのです。そこで、

●高血圧を改善し血管を若返らせる
●血管を若返らせて高血圧を改善する

という二つのことを行うには、

①食生活の改善と食品の選択
②運動への取り組みと生活習慣の改善
③服薬治療

の三つが必要になります。

本書では、高血圧の専門家としての、私の知識を惜しみなく公開しています。この本を読むことによって、読者の皆さんの血管年齢若返りと、高血圧改善の役に立てば、著者として医師として望外の喜びであります。

東都クリニック
高血圧専門外来　**桑島　巖**

# 目次

## 第2章——若返り秘食で下がる

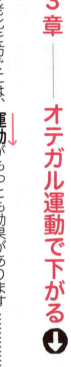

# 第3章――オテガル運動で下がる

## 第4章 ―― 薬をやめても下がる

# 第1章

# 怖さを知れば下がる

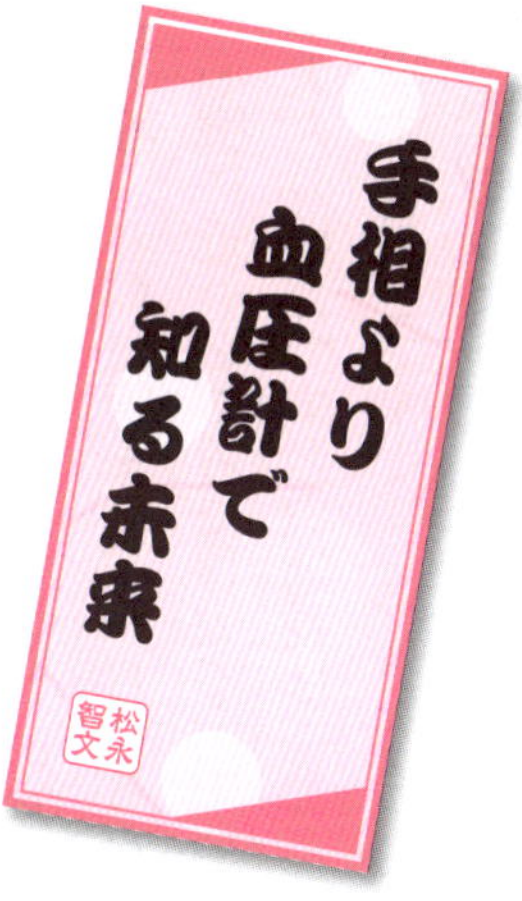


高血圧の
正体を知る！

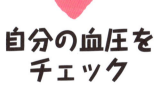

自分の血圧を
チェック

# 血管に渋滞発生 事故怖し

## 血管に異常が発生すると、死にいたる病が待っています

血管太郎

私たちの体内には、血液によって酸素や栄養を全身に運ぶための血管という管が、頭のてっぺんから足の先まで張りめぐらされています。

ひと口に血管といっても直径2・5㎝くらいの太い大動脈から、1000分の1㎜ほどの細い毛細血管まで、いろいろなサイズがあります。

また、心臓に近いところでは太く、末梢にいくほど細くなります。

そして、大人の場合ですと総延長は、なんと10万㎞にもなります。地球のおよそ2周分に相当する長さです！

さて、ご存知のように人体は細胞からできています。この細胞の一つ一つは、血

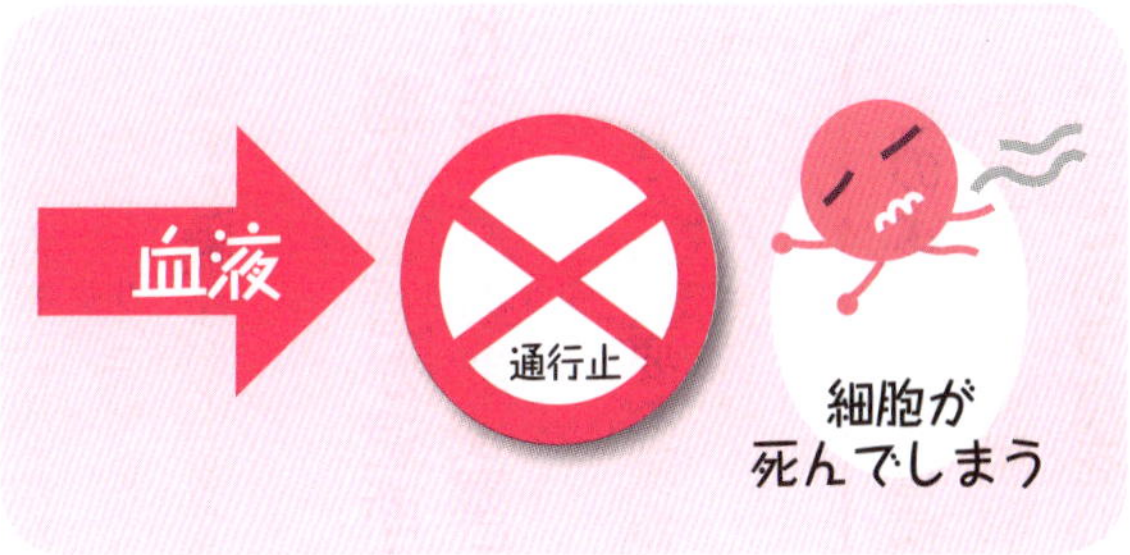


液から酸素と栄養を受け取ることで生きています。

特に脳、心臓の筋肉などたくさんの酸素を必要とする臓器や、体の老廃物を血液から濾過して体外に排出するための腎臓など、重要な臓器には網の目のように血管が張りめぐらされています。

血液と細胞の関係は、道路をイメージすると理解しやすいかもしれません。私たちの体内で「血液が血管を流れて酸素・栄養を運ぶ」作業は、私たちの社会での「自動車が道路を走ってモノを運ぶ」様子と、とても似ていることがわかります。比喩的に表現するならば、道路も血管も、どちらも人が生きるために欠かせない、ライフライン（生命線）なのです。

では、そのライフラインが遮断されたらどうなるでしょうか？　血管に異常が起きて、その先に血液が運ばれず、細胞に酸素や栄養が届かなくなり、生きていくのに困ってしまいます。そして、異常な状態が続くと、やがて脳や心臓など重要な臓器の細胞は死んでしまいます。

**脳の血管が遮断されると「脳卒中」、心臓の筋肉への血管が遮断されると「心筋梗塞」などといった、死にいたる病が待ち受けています。**

これらの重要な臓器への血管、いわばライフラインに異常が起こる病気を「血管病」と呼びます。

どのような血管病があるか？については、この章の後半で詳しく説明いたします。今は「血管は道路と同じ」という点を心に留めておいてください。

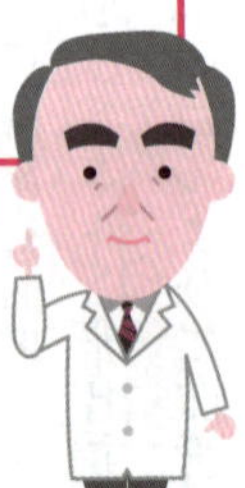

さて、一車線の道路であっても、自動車の通行量がそれほど多くなければ、道路は強いダメージを受け続けることはありません。

しかし、通行量が多かったり、大型トラックが走ったりすれば、受けるダメージは大きくなります。

血管と道路は同じですから、今述べたのと同じことが血管内でも起こります。

**血管に過剰に負担がかかって血管が破れたり、詰まったりするのです。この血管への過剰負担を引き起こす要因こそ、「高血圧」です。**

こっそりと忍び寄る影 高血圧

末期になってようやく気づく静かなる殺し屋・高血圧

血野圧子

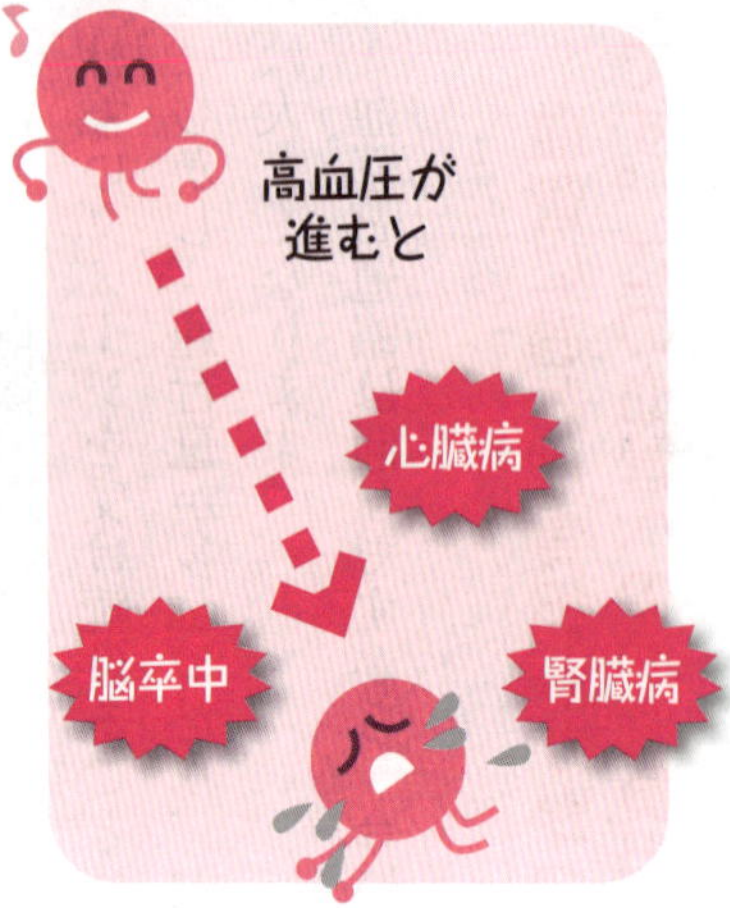


高血圧の恐ろしいところは、自覚症状がないという点です。気づくのは、健康診断で血圧を測定したときなどで、ひどい場合には末期になってようやく「自分は高血圧だったのか」と気づくこともあります。末期とはすでに脳卒中や心臓病、腎臓病といった大病にかかっている状態です。

手の施しようがなくなる段階まで、本人も気づかないうちに進行するのが高血圧という病気です。「サイレントキラー（静かなる殺し屋）」と呼ばれています。

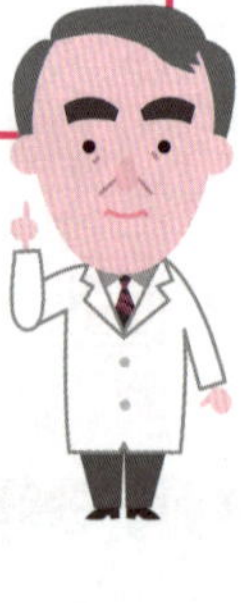

# 朝昼晩 10万回の 伸び縮み

## 血管には一日10万回圧力が加わります

正岡四季

心臓はドクンと拍動《はくどう》するごとに血液を体内に押し出します。このとき血管の壁に加わる力が血圧です。

正常な人の心臓の拍動数は、1分間に約70回、1時間で4200回、一日で10万回ほどになります。

1回のドクンという鼓動で心臓は〝縮んで伸びる〟動作を行います。まず心臓が縮んだとき、大動脈に通じる「大動脈弁」という蓋が開き、血液がドッと押し出されていきます。このとき押し出された血液によって、血管の壁に圧力がかかります。

血圧を測定すると「上の値」と「下の値」が出てきますが、この押し出されると

## 収縮期と拡張期

**収縮期**

### 収縮期血圧

（上の血圧）
心臓はギュッと縮んで
全身に血液を送り出します。

**拡張期**

### 拡張期血圧

（下の血圧）
心臓は拡がり、動脈内に
たまっていた血液を大動脈が
縮んで末梢に送り出します。

きが「上」の血圧の値です。心臓が縮んでいるときに出るため、この値は「収縮期血圧」と呼ばれています。

縮まって血液を押し出した後、心臓は次の押し出し動作に備えて拡がります。拡がる動きにあわせて大動脈弁が閉じるので、血液は押し出されません。

このとき血管の壁にかかる圧力が「下」と呼ばれている値です。心臓が拡がっているときに出るため、この値は「拡張期血圧」と呼ばれています。

心臓が拡がったとき、大動脈弁は閉じてしまいます。蓋が閉じて血液が押し出されないのに、なぜ血圧の値が出るのでしょうか？

心臓が拡がるたびに最低血圧がゼロになっていたら、人は心臓の鼓動のたびに失神してしまいます。

そのような事態にならないために、人体には血液を絶え間なく流すためのメカニズムが備わっています。

**心臓が血液を押し出すとき、末梢に流れ出すのは全体の40％ほどに過ぎず、残りの60％は膨らんだ大動脈の内側に蓄えられ、心臓が拡がるのにあわせて大動脈が縮み、蓄えた血液を体内の隅々まで押し出すのです。**

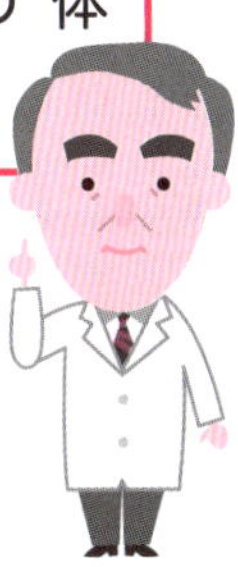

# 白衣の手 測る血圧 やや高め

## 平常時の血圧を記録した血圧日記を活用しよう

服部心臓

血圧を測るには二つの方法があります。一つは聴診法といって、病院で医師が聴診器と血圧計を使って音を聴きながら測る、昔から使われている方法です。もう一つは振動法という方法です。家庭血圧計などの電子血圧計では、血流の変化を音ではなく、血管の壁の振動を感知して血管の圧力を測定するために、振動法と呼ばれます。

振動法は上の血圧は比較的正確ですが、下の血圧は複雑な計算式で求めているために、機器によって多少の違いが出るといわれています。

また、血液が一定のリズムで流れていることが正しい測定の条件となりますから、不整脈がある場合には〝エラー〟が出やすくなります。

あまりエラーが出る場合には、不整脈がないかどうかを医師に一度チェックしてもらうことが必要です。

現在では、家庭血圧計が普及していますが、家庭で測った血圧と病院で測った血圧が随分違うと感じたことはありませんか？

## 実は、家庭で測った血圧の方が本来の自分の血圧なのです。

病院やクリニックは、やはり独特な雰囲気があり、特に、診察室に入り白衣を着た医師を見ると緊張しませんか？

血圧は精神的な緊張や体の動きに敏感に反映するので、診察室に入った途端に、血圧が20～30㎜Hgくらい上がる方がいることがわかってきたのです。

普段は正常な血圧なのに、診察室で血圧が上がって高血圧になる現象は、白衣高

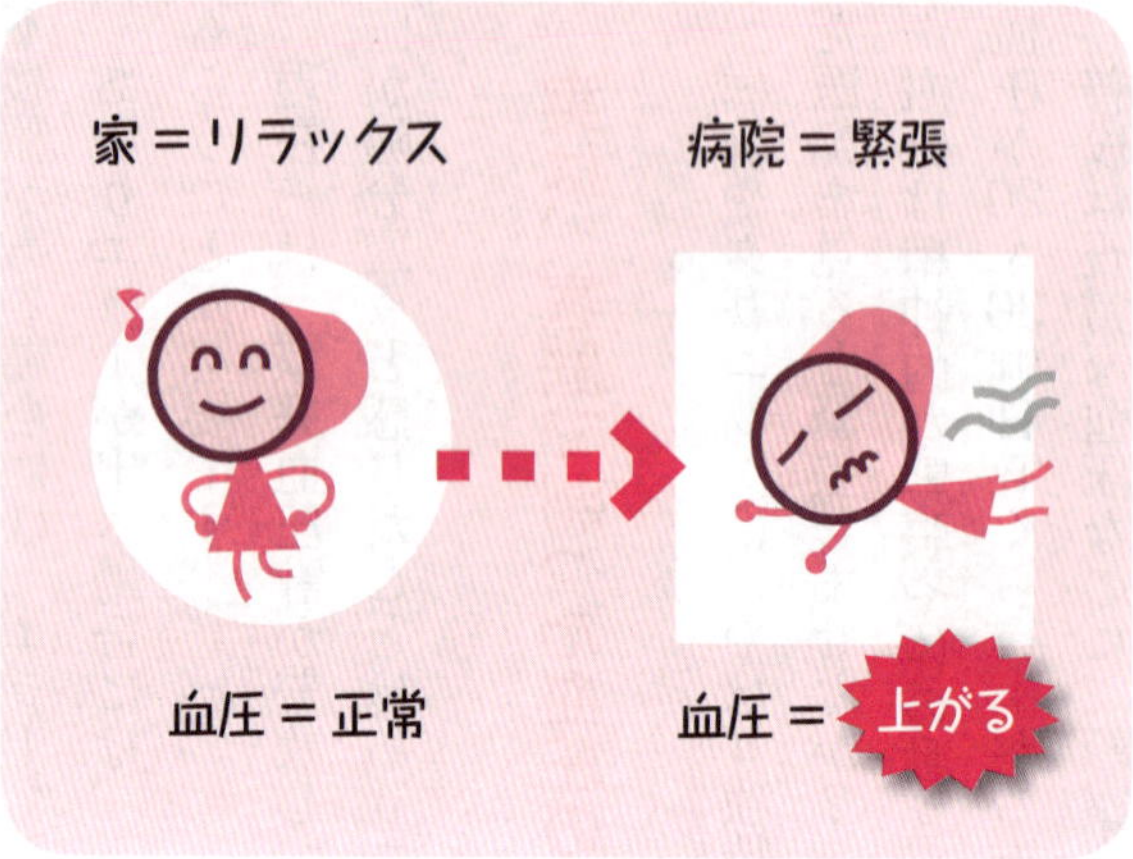


血圧と呼ばれています。

　このような白衣高血圧は、高血圧患者全体の20％前後存在することが判明しています。

　白衣高血圧であることに気づかず、高血圧の治療を行っていると、薬がどんどん増えていってしまうこともあります。

　最近では、患者さんが家庭で測定した血圧の値を記入した血圧日記を参考にして、投薬を開始したり量を調節したりする医師が多くなっています。

　ところが、家庭で測定しても1回目と2回目の値が随分違ってしまうことがあります。

実は、家庭で測っても、〝白衣高血圧〟に似た現象が起こるのです。血圧は少し緊張するだけで上がってしまいます。2回目の方が低い値が出ますので、それを本来の血圧の値として血圧日記に記入してください。

しかし3回、4回と測るとかえって不安が増し、血圧がさらに変動して、どれが本当の血圧かわからなくなります。

これは〝血圧不安症〟と呼ばれるものです。

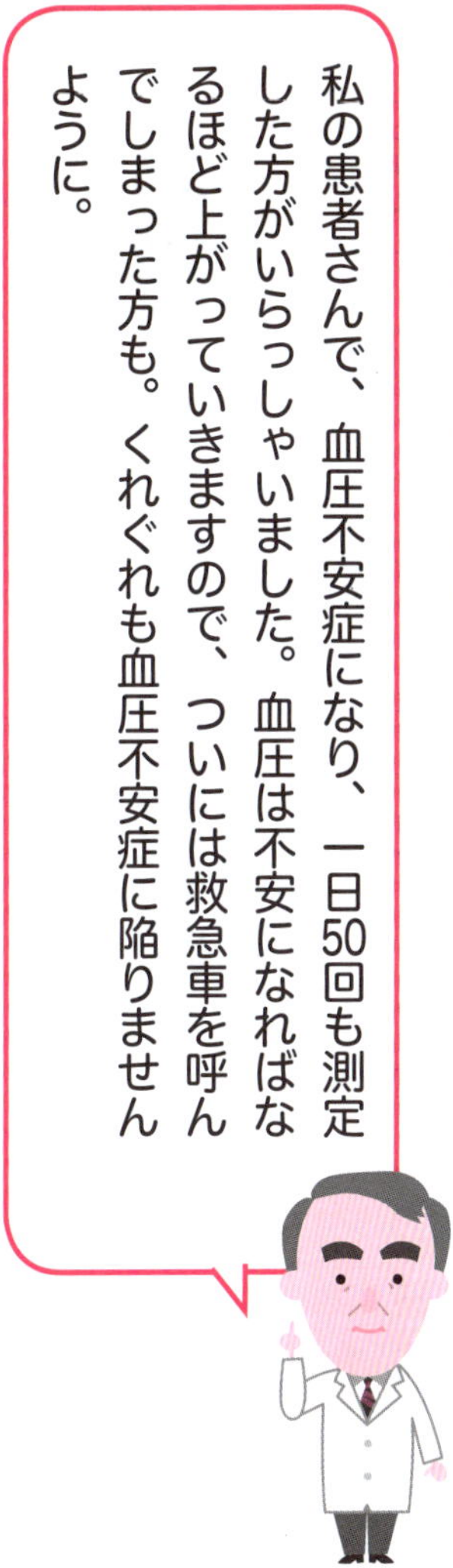
私の患者さんで、血圧不安症になり、一日50回も測定した方がいらっしゃいました。血圧は不安になればなるほど上がっていきますので、ついには救急車を呼んでしまった方も。くれぐれも血圧不安症に陥りませんように。

# 朝晩が命あやうい仮面病

## 気づきにくい夜間・早朝の高血圧は、命にかかわります

庄田川龍之介

白衣高血圧とは真逆に、診察室では正常血圧なのに家庭や職場では高血圧となる場合があります。診察室では〝正常血圧〟の仮面をかぶっているのに、実は高血圧が隠れているという意味で、〝仮面高血圧〟や〝隠れ高血圧〟などといわれています。

この仮面高血圧の一つ、夜間高血圧について説明します。

血圧は通常、昼間は高く、夜寝ているときは低くなっています。

活動時に血圧が上がるのは、体の隅々まで充分な酸素と栄養を届け、体を活動に適した状態にするためであり、夜間に血圧が下がるのは、眠っている間は最小限の血液で事足りるからです。この昼夜の血圧の変動は、自律神経によって調整されて

います。

ところが、夜になっても充分に血圧が下がらないばかりか、むしろ昼間よりも血圧が上がってしまうことがあります。これが夜間高血圧です。

**夜間にも血圧が高いわけですから、当然ながら血管にかかる負担は大きくなり、脳卒中・狭心症・心筋梗塞などの血管病が発症しやすくなります。**

仮面高血圧の二つ目は早朝高血圧です。血圧を調整している自律神経には、体を緊張状態にさせる交感神経と、リラックスさせる副交感神経があります。

夜は副交感神経が優位になっていますが、朝は交感神経が優位に働いて血管を縮めて血圧を上げ、心拍数を増やして体を活動状態にします。

朝はもともと血圧が高いのですが、起床時に異常なほど血圧が高くなる状態を早朝高血圧と呼びます。朝だからよいのでは？　と思われる方もいらっしゃると思いますが、血圧が高くなる早朝から午前中にかけては、実は脳卒中や心筋梗塞といった血管障害が原因となる病気が発症しやすい時間帯です。

**早朝高血圧は、脳卒中、狭心症、心筋梗塞といった命にかかわる病気の引き金になりかねない怖い高血圧です。気をつけるようにしてください。**

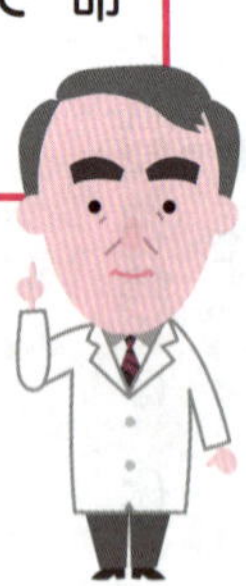

# 上下から ストレス高まり 高血圧

## 中間管理職の方が危ない！ 職場高血圧の恐怖

高浜虚血

仮面高血圧の三つ目が、職場高血圧です。「仕事場で血圧の高い人がいる」と私が気づいたのは、とあるテレビ番組に出演したときでした。番組の内容は「自分が高血圧であることを知らずに暮らしている人がどの程度いるか？」を調べるものでした。

私は日ごろから「普通に過ごしているときの血圧の値を見ることが大切」と考えていたので、番組で用意した10人の被験者に24時間血圧計をつけて、丸一日の血圧の変動を調べてもらったのです。

すると「高血圧」と診断できる方の中に、昼間の血圧が高い人が多いことに気が

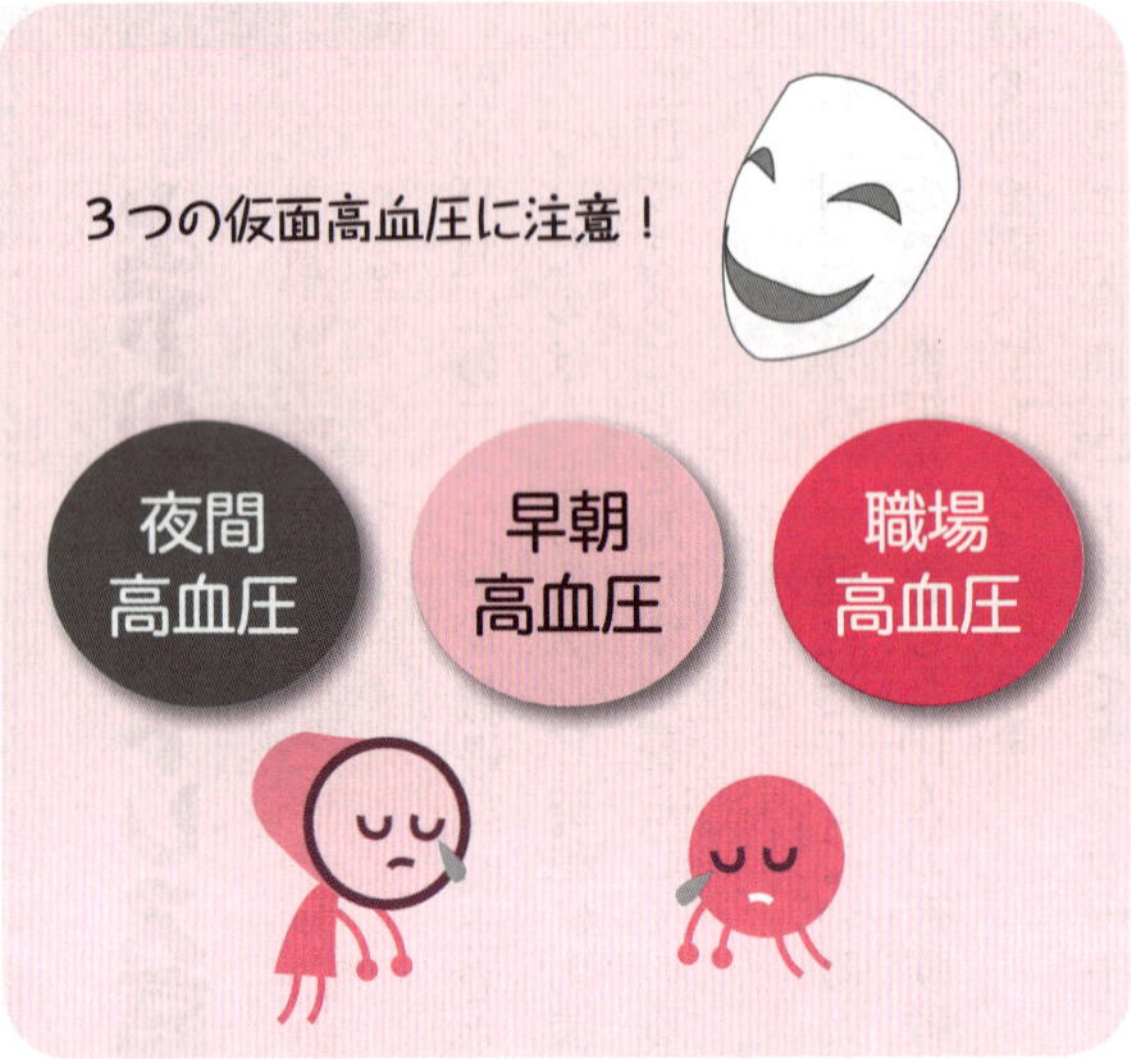
3つの仮面高血圧に注意！
夜間高血圧
早朝高血圧
職場高血圧

ついたのです。

「普通に過ごしているときの血圧が大切なら、職場での血圧の状態を知ることが肝要」と確信した私は、早速、実験にとりかかりました。

実験方法は、ある職場の人達に協力してもらい、仕事の合間、トイレに行くときや休憩の最中に血圧を測ってもらうというものです。この数値と健康診断での数値を比較すれば、診断での数値が正常範囲でも職場では高血圧とわかります。

職場での血圧測定とあわせて、年齢

## あなたの職場高血圧度チェック！

①□ 健康診断の血圧が収縮期（上）120mmHg ～ 129mmHg、かつ拡張期（下）が 80mmHg 未満の「正常高値」に当たる。

②□「体重 (Kg)」÷「身長 (m) の２乗」のＢＭＩ（ボディ・マス・インデックス）値が 25 以上である。

③□ タバコを吸う。

④□ 両親や兄弟に高血圧の人がいる。

⑤□ 45 歳以上である。

⑥□ 仕事の要求度は高いが、決定権はあまりない。

⑦□ 男性である。

⑧□ コレステロール値が高めである。

⑨□ 中性脂肪が多めである。

⑩□ 睡眠中に呼吸が止まること（睡眠時無呼吸症候群）がある。

**①～⑩のうち当てはまる項目が多いほど、職場高血圧である危険性が高いと考えられます。**

①～⑤のすべてを満たした場合→ほぼ確実に職場高血圧という結果が出ています。

⑥～⑨も職場高血圧になりやすい要因と考えられます。

⑩に関しては職場高血圧のみならず、早朝高血圧とも大きくかかわっています。

や性別のほか「タバコを吸う」「太っている」「家族に高血圧の人がいる」「仕事に対する決定権がある」など、生活習慣や置かれた環境についても聞き取り調査をしました。

聞き取り調査の結果、健康診断では血圧が正常だった方の、実に3人に1人が職場高血圧であることがわかったのです。

職場高血圧と年齢・性別・生活習慣・環境などとは、どのような因果関係があるのでしょうか。実は職場高血圧になりやすい人には一定の傾向があります。前ページの10項目をチェックしてみてください。

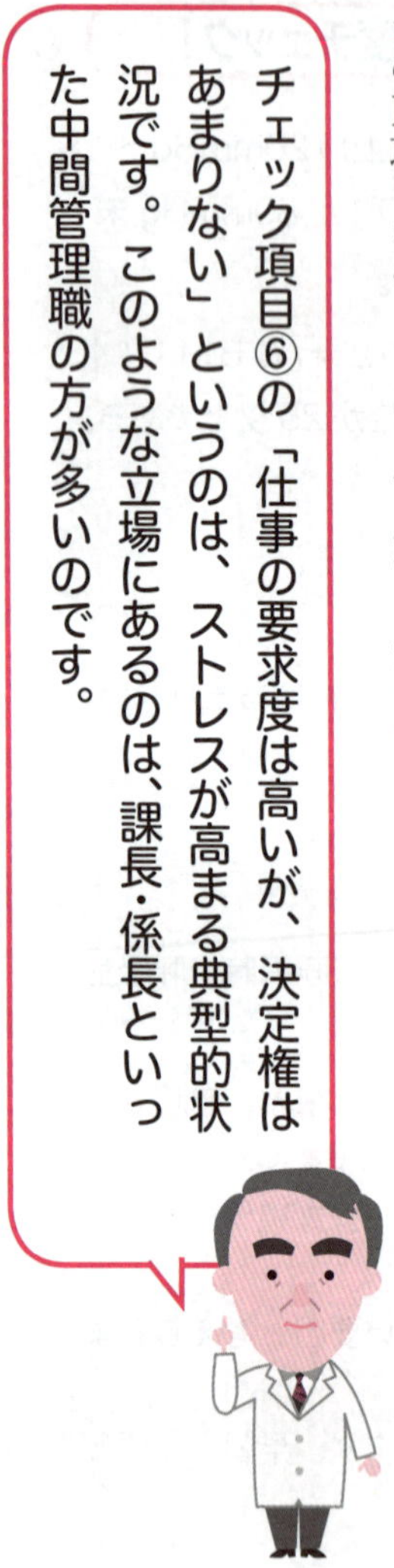
チェック項目⑥の「仕事の要求度は高いが、決定権はあまりない」というのは、ストレスが高まる典型的状況です。このような立場にあるのは、課長・係長といった中間管理職の方が多いのです。

# はかったの？　妻の怒声に　圧上がる

野見の心臓

## 起床直後は避けて、朝食直前に血圧を測りましょう

それでは家庭での血圧はどのように測るのがよいのでしょうか。血圧を測るタイミングとしては、起床から30～60分経ってゆったりした時間帯、できれば朝食の直前に2回測るのがよいでしょう。

起床直後は、睡眠中に休んでいた交感神経が一気に活発になり、一過性に血圧が上昇する方が多いので、起床直後30分以内の測定は避けるようにします。

測ることにより、高血圧の薬を飲んでいる方は、前の日の朝食のときに服用した血圧の薬の効果が続いているかどうかを確認できます。

時間にゆとりのある方は、夕方にも2回測定すると参考になります。この場合、

飲酒後や入浴後1時間以内は避けるようにします。

アルコールは血管を拡げるために、飲酒後2時間くらいは血圧がかなり下がります。そのため、飲酒後は少なくとも2時間経ってから測定します。

さて、高血圧かどうか？　の目安は、収縮期血圧と拡張期血圧の数値によって判断されます。学会の基準では、収縮期血圧140㎜Hg以上、または拡張期血圧90㎜Hg以上を高血圧とよび、正常血圧は上が120㎜Hg未満、下が80㎜Hg未満とされています。

しかし、これらの基準はあくまでも医師が病院やクリニックで測定した血圧の値です。

家庭で測定した血圧の場合には上の血圧が135㎜Hg以上、または下の血圧が85㎜Hg以上を高血圧とします。

こうした数値は、アメリカで行われた大規模な臨床試験や疫学調査によって、「血圧が高いほど血管病の発症や死亡率が高くなる」というデータから作られたものです。

また、最も動脈硬化を起こしにくい理想的な血圧は、上の血圧が120㎜Hg、下の血圧が80㎜Hgといわれています。しかし血圧を過度に下げた際には、めまいや立ちくらみ、腎臓機能の低下などが出現することがあります。とりわけ、高齢の方では注意が必要です。

治療により上の血圧を120㎜Hgまで下げたことで、心臓病が減ったという研究結果が最近米国から発表され、専門家の間で話題になりました。

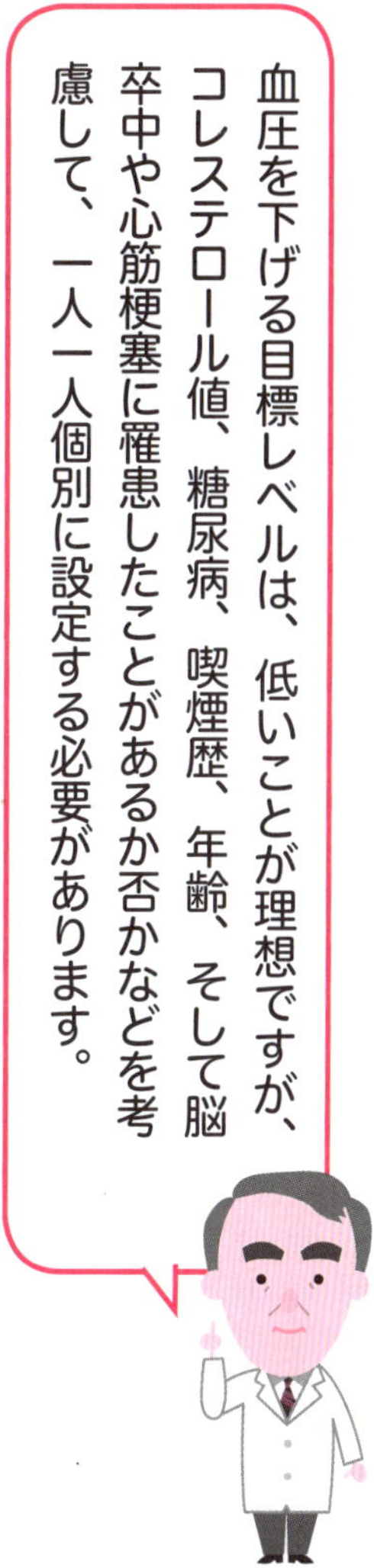
血圧を下げる目標レベルは、低いことが理想ですが、コレステロール値、糖尿病、喫煙歴、年齢、そして脳卒中や心筋梗塞に罹患したことがあるか否かなどを考慮して、一人一人個別に設定する必要があります。

# アラ還で 上の血圧 パンパンだ

あなたは「パンパン型」ですか、「ギュウギュウ型」ですか

圧目漱石

わが国はかつてない高齢社会を迎えており、高血圧外来も75歳以上の方が非常に多くなりました。

若い人の高血圧は上が１３０㎜Ｈｇ、下の血圧が１００㎜Ｈｇというような下の血圧だけが高いタイプが多くみられます。しかし60歳を過ぎたころから、上の血圧は１６０㎜Ｈｇで下の血圧は70㎜Ｈｇなどといった、上の血圧だけが高いタイプの高血圧の方が多くなります。

血圧を決める要素は二つあります。血液の量と血管の状態です。特に後者の方は重要であり、「血管の抵抗」という言い方をします。

## 心臓と血管はポンプとホースの関係

**パンパン型**

原因

- 塩分や水分の過剰摂取で、心臓の収縮力が高くなる など

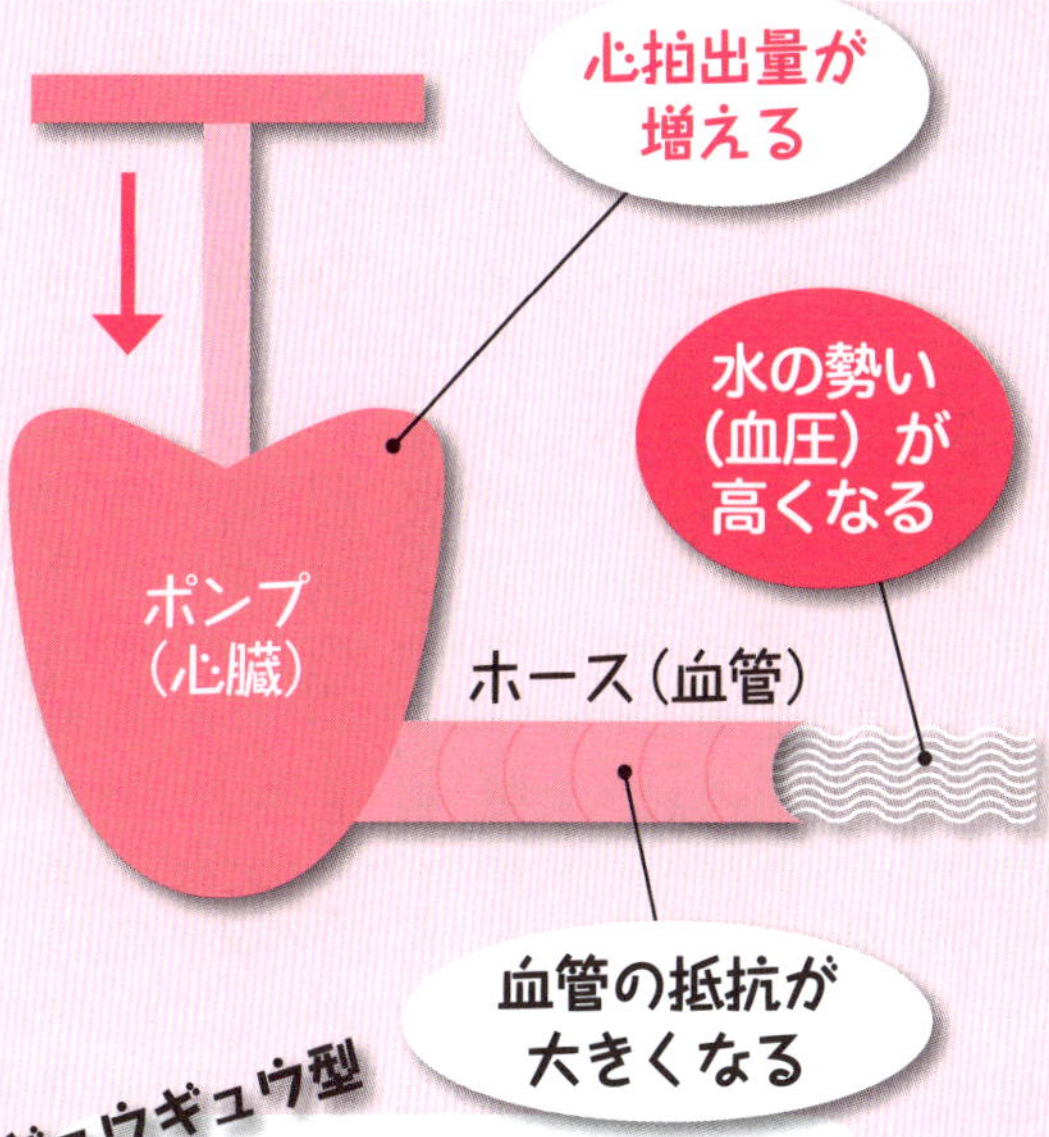

心拍出量が増える
水の勢い（血圧）が高くなる
ポンプ（心臓）
ホース（血管）
血管の抵抗が大きくなる


**ギュウギュウ型**

原因

- 寒さやストレスなどで血管が収縮する
- 動脈硬化で血管の内腔が狭くなる　など

心臓と血管はよくポンプとホースに例えられます。ホースから出る水の勢いが血圧に当たります。勢いよく水を出すには、水の量を多くするかホースの先を絞る、といった二つの方法があります。

血圧もこの原理と同じです。塩分の取り過ぎで血管内に塩分を薄めるために入り込んだ水分が心臓から送り出されると、血管の内側からかかる圧力が大きくなるので、血圧は高くなります。一方、血管を収縮させる物質を生成する「レニン」というホルモンによって血管が狭まっていると、血管の抵抗が大きくなって血液が流れにくくなり、やはり血圧は高くなります。

このように高血圧はメカニズムの違いによって、「パンパン型」と「ギュウギュウ型」の二つのタイプに分けられます。「パンパン型」とは、血液量が多くなったことで血管にかかる圧力が大きくなり、血圧が上昇するものをいいます。

通常、血液中の塩分の濃さは一定に保たれています。しかし、塩分を取り過ぎると、血液中の塩分濃度が上昇します。すると、塩分過多の状態を戻そうと、細胞内

## 二つの高血圧

パンパン型

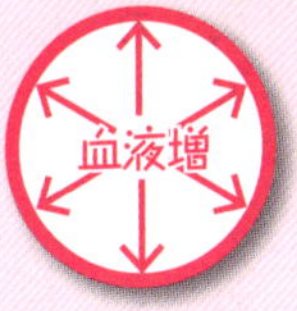


血管内部の血液量が増え、
内部から拡がってしまう。

ギュウギュウ型

血管自体が狭くなり
高血圧になってしまう。

の水分が血管の中へと浸透していきます。これにより血管内部の血液量が増えて、血管を内側からパンパンに拡げてしまい、血圧が上がってしまうのです。

「パンパン型」では心臓と腎臓に負担がかかります。過剰な塩分を排泄するために、心臓は腎臓に対して、せっせと血液を送りはじめます。

血液を受け取った腎臓は尿として排泄しますが、受ける血液の量があまりに多いと、働き過ぎてオーバーヒートを起こしてしまいます。

その結果、腎臓の糸球体という細い血管が硬くなって血管の抵抗が増し、腎臓の働きも段々衰えてきます。すると、血圧がますます高くなる、悪循環に陥ってしまうのです。

「ギュウギュウ型」とは、血管を外から締めつける物質が多いために血管の抵抗性が高くなり、血圧が上がるタイプをいいます。最も多いのはレニン・アンジオテンシン系の分泌によって血管が収縮し、血圧が上がるケースです。これは若い方に多くみられます。

自分がどちらのタイプの高血圧なのかを把握することが大切です。一般的に65歳以上はパンパン型、65歳未満はギュウギュウ型が多くみられます。

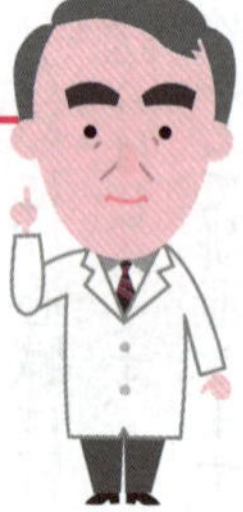

# クラクラと　我知らぬところで　米寿の日

武者小路実圧

## 高齢者は自律神経の異常にも注意が必要です

仮面高血圧の項で説明をしましたが、人体には体内の水分や血液、体温・脈拍などの体内環境を自動的、かつ適正に保つための機能が備わっています。たとえば、緊張しているときには心拍数が多くなり、血圧も上昇しますが、リラックスしたり眠ったりしているときは、心拍数はゆったりとして、血圧も下がります。

このような体の仕組みは、自分の意思とは関係なく調整してくれるので「自律神経機能」と呼ばれており、この機能により、恒常的に体の隅々まで必要かつ充分な量の血液を届けることが可能になっています。

たとえば、急に立ち上がったときには、自律神経が作動して脳への血流が減らないように、脳へ流れる血流を一定に保つように血管を絞って、血圧を調整します。自律神経に障害が発生すると、急に立ち上がったときに、めまいや立ちくらみが生じるようになります。これが「自律神経障害」と呼ばれる病気で、高齢者が急に立ち上がったときや、入浴中に血圧が下がってしまうのはこのためです。

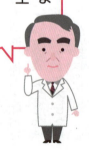

自律神経障害は75歳以上になると起こりやすくなりますが、糖尿病やパーキンソン病などが進行しても発生しやすくなります。

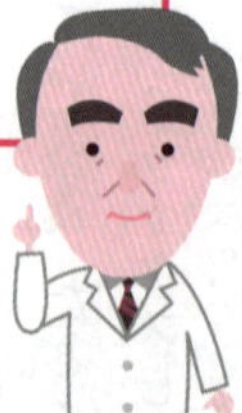

## 曽祖父は　知っていたのか　塩が敵

本態性高血圧は、やはり減塩が改善のポイントです

塩田
減造

高血圧には「本態性《ほんたいせい》高血圧」と「二次性高血圧」の2種類があります。本態性とは、様々な要素が混じって生じる高血圧という意味です。

実は高血圧の98％が、この本態性高血圧です。

要因の中で、特に深く関係するのが遺伝的体質と生活環境です。

本態性高血圧の約半数は、遺伝的体質によるものとされています。

両親のどちらかが高血圧の人は高血圧になりやすく、両親ともに高血圧の場合はさらに確率が高まります。

ただし、遺伝体質＝高血圧発症というわけではなく、この体質以外に、生まれて

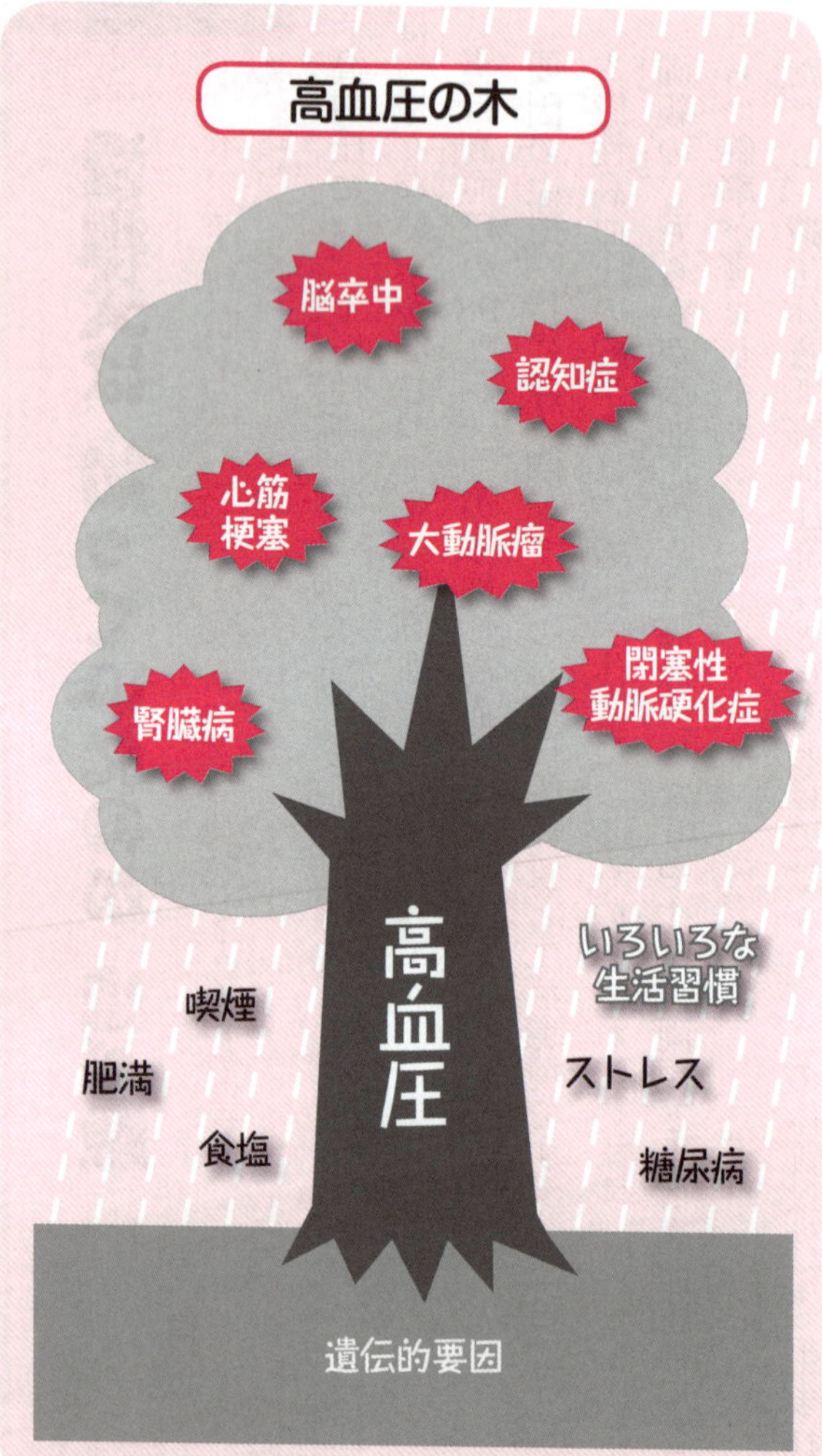
高血圧の木
脳卒中
認知症
心筋
梗塞
大動脈瘤
閉塞性
動脈硬化症
腎臓病
高血圧
いろいろな
生活習慣
喫煙
肥満
ストレス
食塩
糖尿病
遺伝的要因

から現在までの毎日の生活習慣がさらに大きく関係します。

生活習慣の中でも高血圧に最も深く関係しているのは、食塩の取り過ぎです。

そのほかにも過度なストレス、日常的な大量飲酒、喫煙、睡眠不足などが本態性高血圧の発症に深く関係しているのです。

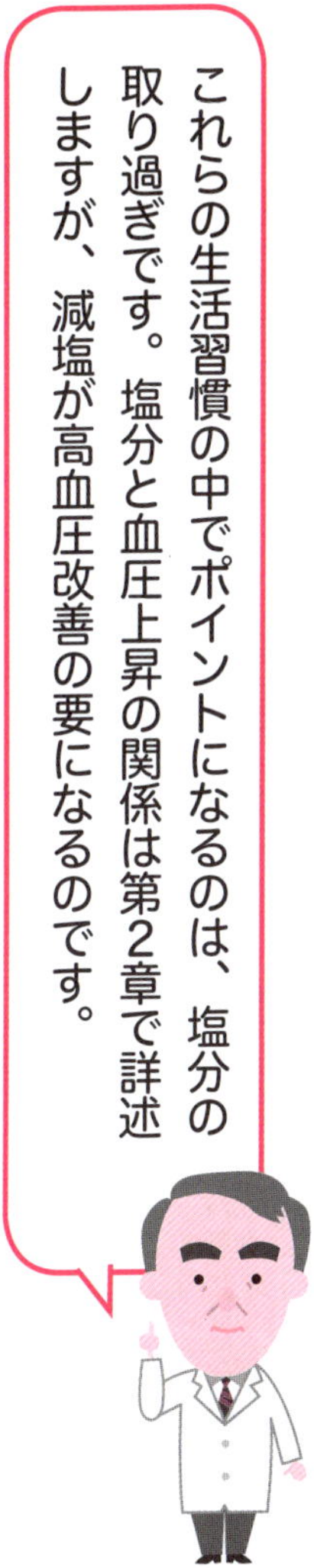
これらの生活習慣の中でポイントになるのは、塩分の取り過ぎです。塩分と血圧上昇の関係は第2章で詳述しますが、減塩が高血圧改善の要になるのです。

# 体質か？　正体見えれば　治癒可能

二次性高血圧は、治癒する可能性が高いです

松尾馬生

本態性高血圧に対し、原因が明らかで適切に治療すれば治癒する可能性の高い高血圧を、二次性高血圧といいます。

高血圧の薬をたくさん飲んでいるがなかなか血圧が下がらない患者さんや、20〜30歳の若いときに高血圧を発症する患者さんの中にしばしば見られるタイプです。

二次性高血圧の中でも重要なものに、腎血管性高血圧と内分泌性高血圧があります。

## ●腎血管性高血圧

腎臓は体内の余分な水分や老廃物を尿として排出する働きをしています。その腎

臓に血液を送りこんでいるのが、大動脈から枝分かれする腎動脈です。

この腎動脈が動脈硬化や血管壁の線維性増殖によって内腔が狭くなり、腎臓への血流が減少して生じるのが腎血管性高血圧です。

腎臓への血流が減少すると、レニンという血管を絞る物質が腎臓から分泌されるために、全身の血管がギュウギュウと絞られ、血圧が高くなるのです。

## ●内分泌性高血圧（原発性アルドステロン症）

腎臓の上には副腎という親指大の小さな内分泌臓器があります。副腎の表層にある皮質からはアルドステロンというホルモンが分泌されています。アルドステロンは血管の中の水分量を調節しており、特に脱水などのときに、血管の外から水分やナトリウムを呼び込み、カリウムを外に押し出す働きをしています。

しかし副腎皮質におできのような良性腫瘍《しゅよう》ができるとアルドステロンが必要以上に分泌されるようになり、水やナトリウムが血管に入り込み過ぎて「パンパン型」

高血圧になってしまいます。これが「原発性アルドステロン症」という病気です。

高血圧の薬を飲んでいるのに血圧が下がらない、血液中のカリウム値が低い、レニンという物質が極端に少ない、などの所見によって、ある程度見分けることが可能です。

## ●内分泌性高血圧（褐色細胞腫）

副腎の中心部、髄質《ずいしつ》からはアドレナリンという血管を絞るホルモンが分泌されており、なにかの拍子で血圧が急に下がったときなどに分泌され、血圧を一定に保つために役立ちます。

副腎髄質に褐色細胞腫ができると、突発的にアドレナリンが大量に分泌されて血圧が急上昇したり、心拍数が多くなったりします。非常にまれな病気ですが、見逃せない二次性高血圧の原因の一つです。

その他の二次性高血圧には、薬によるものと女性特有のものがあります。

## 薬によって発症する高血圧

漢方薬の甘草《かんぞう》という成分は、アルドステロンに似た作用を持つことが知られており、血管内にナトリウムを呼び込み、「パンパン型」高血圧を起こすことがわかっています。また、関節痛やリウマチなどでしばしば処方される消炎鎮痛剤も、連用すると血圧を上げることが知られています。

## 女性の高血圧

### 妊娠高血圧

妊娠時には妊娠20週を過ぎたころから血圧が上昇しますが、ほとんどは、分娩した1ヵ月後には正常血圧に戻ります。妊娠中に極端に血圧が高くなり、タンパク尿が出はじめると治療が必要になります。分娩後、3ヵ月を過ぎても続くようなら治療が必要です。

妊娠中には胎児への影響から使用できる薬が限定されますので、産婦人科医師と高血圧専門の医師が協同で治療に当たることになります。

### ●閉経時高血圧

閉経時に血圧が上昇するのは、エストロゲンという女性ホルモンが減少していくためです。エストロゲンは、月経を促して妊娠、出産するために不可欠な卵胞から分泌され、動脈硬化を予防するという働きもあります。閉経すると、エストロゲンの分泌が減少するために、血管が拡張しにくくなったり、血圧が上昇したりし始めます。ですので、60歳くらいから高血圧や動脈硬化になりやすくなります。

二次性高血圧の場合は、しっかりと治療すれば改善が見込めます。自分がそうかもしれない、と感じたら医師に相談してみましょう。

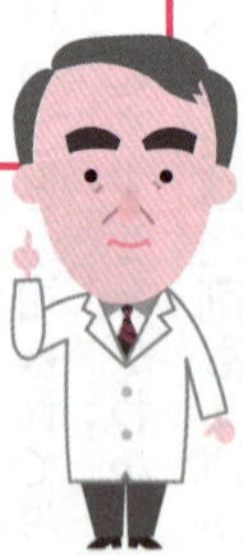

# 高値維持　硬い道筋　命取り

## 高血圧が続くと、血管が破損し動脈硬化になります

血圧下雄

血管も高い圧力を受け続けていると破損が進み、血管壁が次第に弾力を失って硬くなります。若々しく弾力のある血管と異なり、くたびれて硬くなった血管は非常に傷つきやすくなっています。これが引き金となって動脈硬化が起こります。

血管は内膜・中膜・外膜の三膜からできていますが、主に内膜・中膜が傷つくと、そこにLDL（悪玉）コレステロールが付着して溜まってきます。このかたまりを「プラーク」または「粥腫《じゅくしゅ》」と呼びます。

血管の内側の壁にプラークができると、その部分は厚くなって硬くなります。

動脈硬化とはこのようにして、血管にプラークができた状態をいいます。厳密

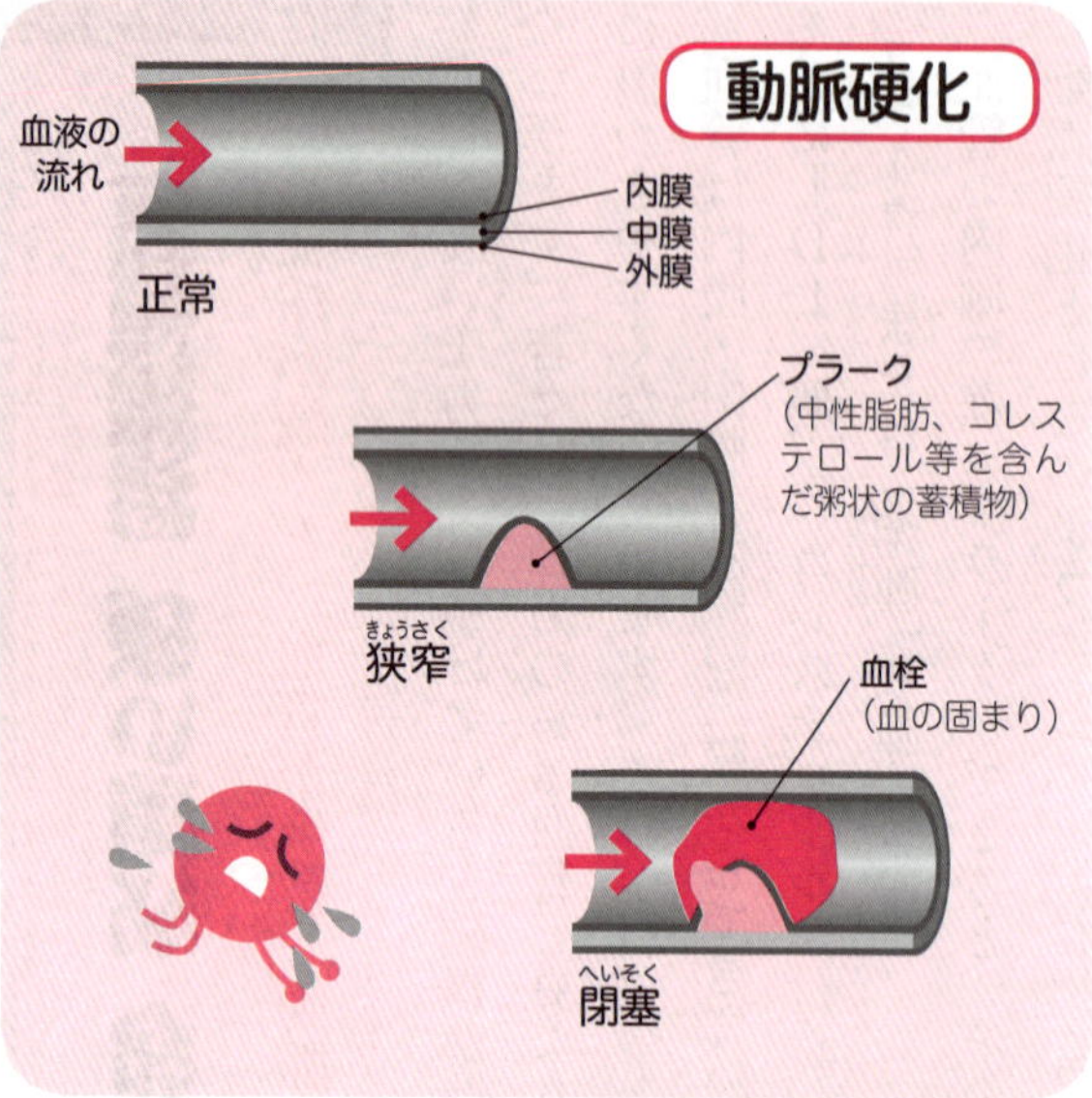
動脈硬化
血液の流れ
内膜
中膜
外膜
正常
プラーク
（中性脂肪、コレステロール等を含んだ粥状の蓄積物）
狭窄《きょうさく》
血栓
（血の固まり）
閉塞《へいそく》

には、細い血管でプラークなしに起きる動脈硬化もありますが、ここでは「血管の内側の壁がプラークで厚くなってしまった状態が動脈硬化」と認識してください。

このプラークという固まりは、どんどん厚みを増し、その部分の血流が非常に悪くなってしまいます。

また、プラークはもろいため、急に血圧が上がったときなどに、血流の勢いで一部が破れてしまうことがあります。

すると破れたところに、血液中にある止血作用を持つ成分である「血小板」が、プラークを修復するために集まり、「血栓」ができるのです。血栓が血管内の流れを完全に塞いでしまうと、心臓では心筋梗塞を引き起こします。

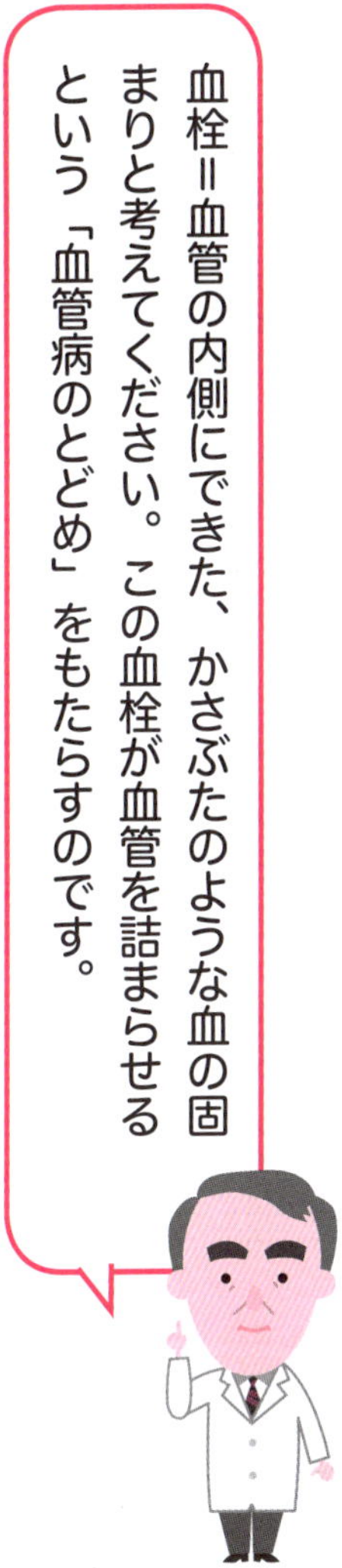
血栓＝血管の内側にできた、かさぶたのような血の固まりと考えてください。この血栓が血管を詰まらせるという「血管病のとどめ」をもたらすのです。

# 血の道が 弱い悲しみ 侍の国か

日本人の４人に１人が、重い血管病で亡くなっています

血賀直哉

血管病とは、人体に張り巡らされている血管という器官で起きる病気全般のことです。

脳・心臓・腎臓をはじめ、その他の血管が走る体の各部分を個別に治療しようとするのではなく、高血圧など血管を傷つける危険因子を総合的にケアしようという考え方が「血管病」という名称に込められています。

左ページのグラフは日本人の死因の内訳です。

トップは「悪性新生物」つまり「がん」ですが、次の「心疾患」つまり心臓病と、「脳血管疾患」、その大部分を占める脳卒中は、両者とも血管の異常によって発症す

## 日本人の死亡原因と血管病

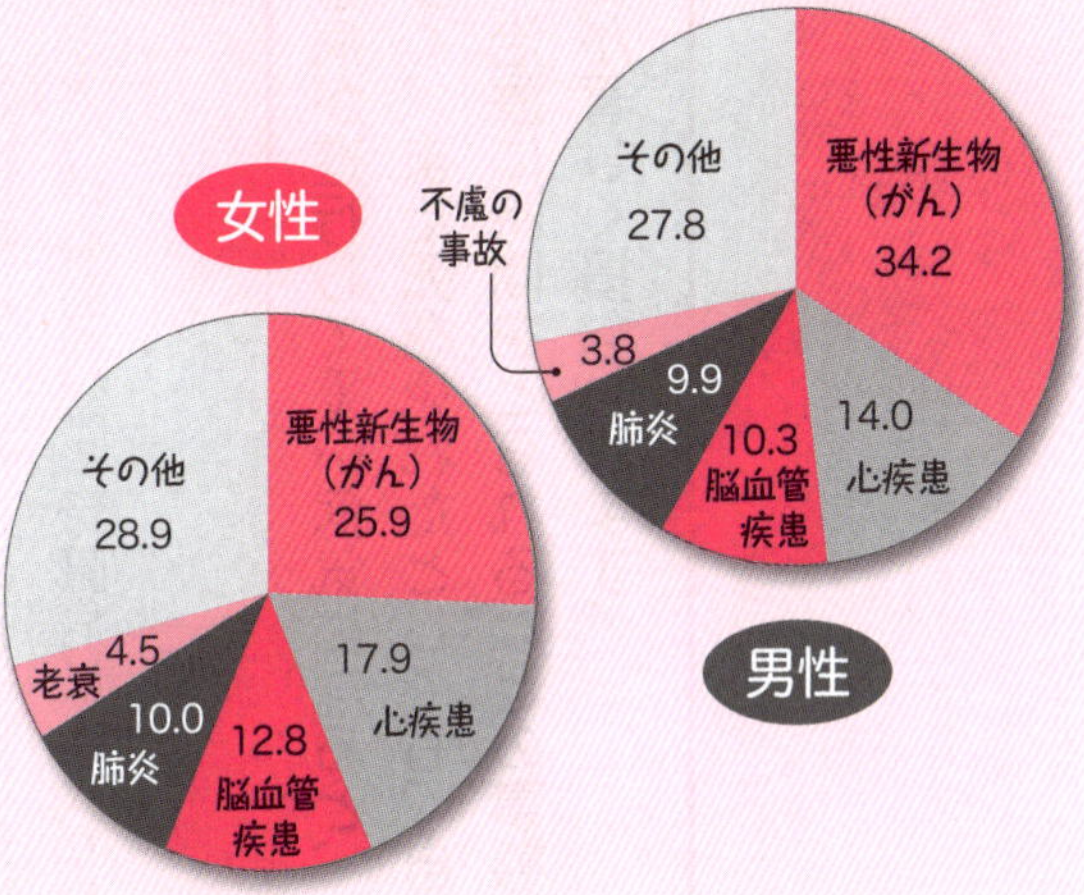
女性
悪性新生物（がん）25.9
17.9 心疾患
12.8 脳血管疾患
10.0 肺炎
4.5 老衰
その他 28.9
男性
悪性新生物（がん）34.2
14.0 心疾患
10.3 脳血管疾患
9.9 肺炎
3.8
不慮の事故
その他 27.8

る病気です。

医療技術の進歩や日本人の健康意識の高まりにより、脳卒中や急性心筋梗塞で亡くなる人は減少傾向にあるとはいえ、それでもなお、日本人の4人に1人が血管病で亡くなっていることは重く受け止める必要があるでしょう。

仮に命は助かったとしても、重い血管病を患った後には重度の後遺症とリハビリが待ち構えています。加えて、認知症の原因の半分は脳梗塞が関係しています。

また、心筋梗塞になった人は脳梗塞や腎臓病になりやすく、逆に脳卒中になったことのある人は心筋梗塞や腎臓病にもなりやすいのです。

血管病が進行して重い病気になると、命を落とす危険が多く、また死を免れたとしても、自由に動けなくなる、治療に時間をとられるなどの事態が生じて、生活の質が著しく損なわれます。

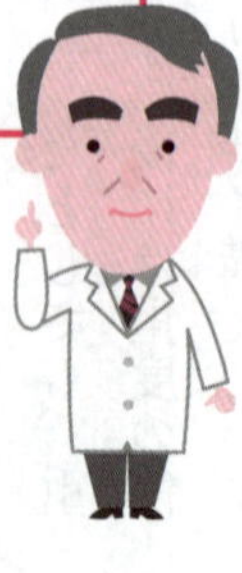

# しびれ、麻痺 高めの血圧 すぐ救急

種田山頭毛

## 高血圧によって発生する血管病①脳卒中

ここからは高血圧と関係が深い血管病を個別に見てみます。まずは脳卒中です。

脳卒中とは高血圧の合併症であり、脳の血管が破れて出血する「脳出血（出血性脳血管障害）」と、脳の血管が詰まって起こる「脳梗塞（虚血性脳血管障害）」があります。

かつて1950年代から70年代まで、脳卒中は日本人の死因トップであり、なかでも脳出血が大半を占めていました。

現代では脳出血はかなり減りました。高血圧治療が進歩したのと、減塩など生活習慣の見直しが進んだからです。ところが、相対的に脳梗塞が増えてきました。

脳梗塞には脳血栓と脳塞栓の二つの種類があります。

脳血栓とは脳内で動脈硬化が発生し、膨らんだプラークが破れ、ここに血栓ができて血流をふさいだり、剥がれ落ちた血栓が引っかかってその先を詰まらせたりするものをいいます。詰まりは少しずつ起こってくることもあるので、感覚障害や半身マヒが徐々に起こってくることもあります。

最近、心臓の不整脈が原因で脳卒中を起こす例が急増しています。心房細動《しんぼうさいどう》といって、心臓の一部、心房という部分が突然細かく震え出し、中の血液が行き場を失い澱んでしまうために、心臓の中に血栓という血液の固まりができてしまうのです。

そしてその血栓が、あるとき心臓から突然飛び出して、脳の血管に詰まってしまい脳塞栓を起こすのです。

手や足の血管に詰まる場合もありますが、圧倒的に脳の血管が詰まりやすいのです。比較的太い血管が詰まるために、突然意識を失ったり、ろれつが回らなくなったり、半身が麻痺するなどの症状が現れます。

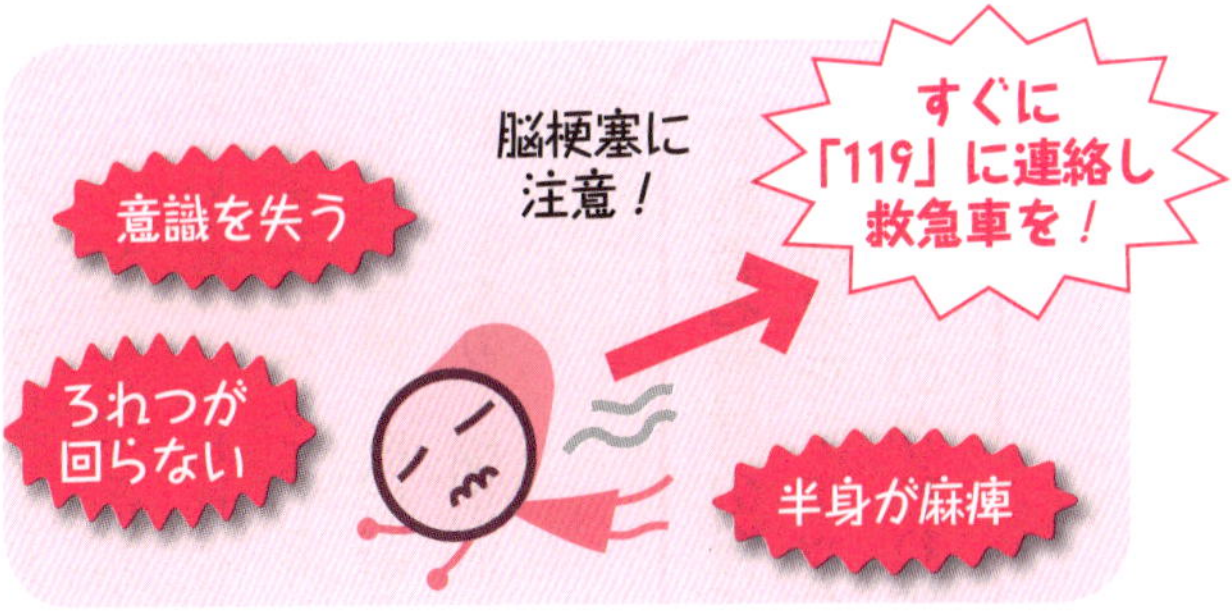

脳梗塞に
注意！
すぐに
「119」に連絡し
救急車を！
意識を失う
ろれつが
回らない
半身が麻痺


このような場合、4時間以内に血栓を溶かす治療を行うことによって症状が劇的に改善しますので、少しでもその徴候が現れたら、躊躇《ちゅうちょ》することなく救急車を呼んでください。

ここまでの症状でなくても、突然の脈の乱れでドキドキするようなことがあったら、なるべく早く医院や病院を受診して心電図を取ってもらう必要があります。

心房細動は軽く考えられがちですが、脳塞栓を起こす確率が非常に高いために、脳塞栓予防対策として血栓を作らせない薬が使われます。

心房細動にはワルファリンという薬が用いられてきましたが、納豆を食べると薬の効果が減弱してしまうという相互作用があります。また、採血して薬の効き目をチェックする必要があり、患者さんにとっては煩わしいものでした。

しかし5年ほど前から、納豆を食べてもよい、定期的なチェックも必要としない新しいタイプの抗血栓薬（血栓予防薬）が世の中に登場して、最近非常によく使われるようになりました。

ただ、腎臓の機能が衰えている患者さんでは薬が効き過ぎて、胃や腸から大出血を起こしたり、脳出血を起こしやすくなったりするという弱点を持っています。

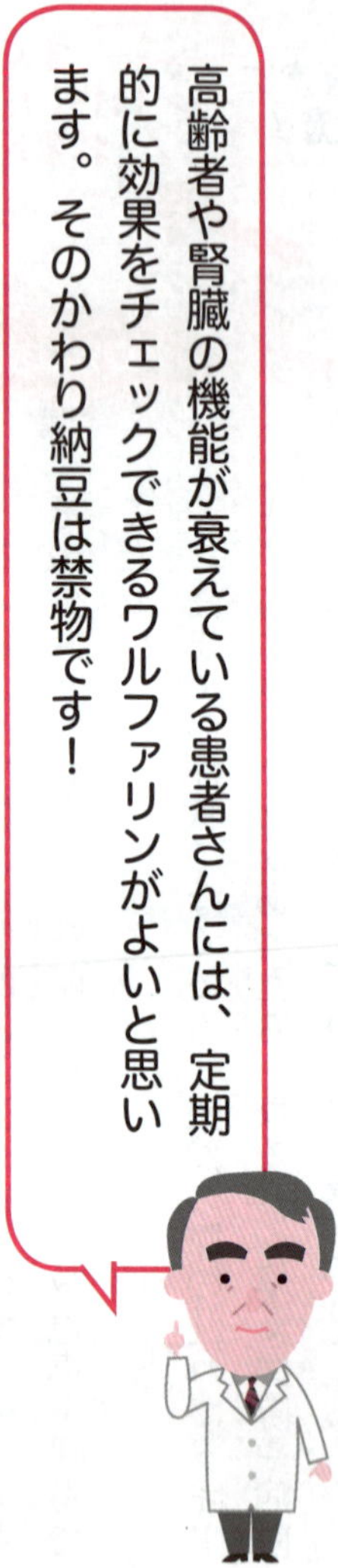
高齢者や腎臓の機能が衰えている患者さんには、定期的に効果をチェックできるワルファリンがよいと思います。そのかわり納豆は禁物です！

# 心の臓 上がる圧力 弱る筋

## 高血圧によって発生する血管病②心不全と心筋梗塞

海舟 庄

心臓は全身に血液を循環させるポンプの役割を果たしています。しかし、心臓の働きが何らかの原因で悪くなると、体が必要とするだけの血液を送り出せなくなってしまいます。これが心不全です。

現在、心不全の原因として増えてきているのが、高血圧によって引き起こされる心肥大です。高血圧が続くと心臓に負担がかかり、心筋が厚くなってきます。

さらに高血圧が進むと、心臓自体が拡張して心筋の収縮力も弱ってきて、心筋が伸びてしまいます。こうなると心臓の働きはさらに悪くなり、心不全になってしまうのです。

心不全になると、坂や階段を少し上ったりしても息切れが起こるようになったり、足にむくみが出るようになります。

高血圧が関係する心不全の原因としては、心筋梗塞もあります。心筋梗塞は、心筋に酸素や栄養を供給している、心臓の周囲を取り巻くように走る冠状動脈が動脈硬化で狭くなり、ついには血栓でふさがれてしまう病気です。すると、その先の心筋が壊死《えし》してしまい、働かなくなってしまいます。

急に胸がしめつけられるような痛みが走り、時にはショック状態に陥り死亡することもある恐ろしい病気です。

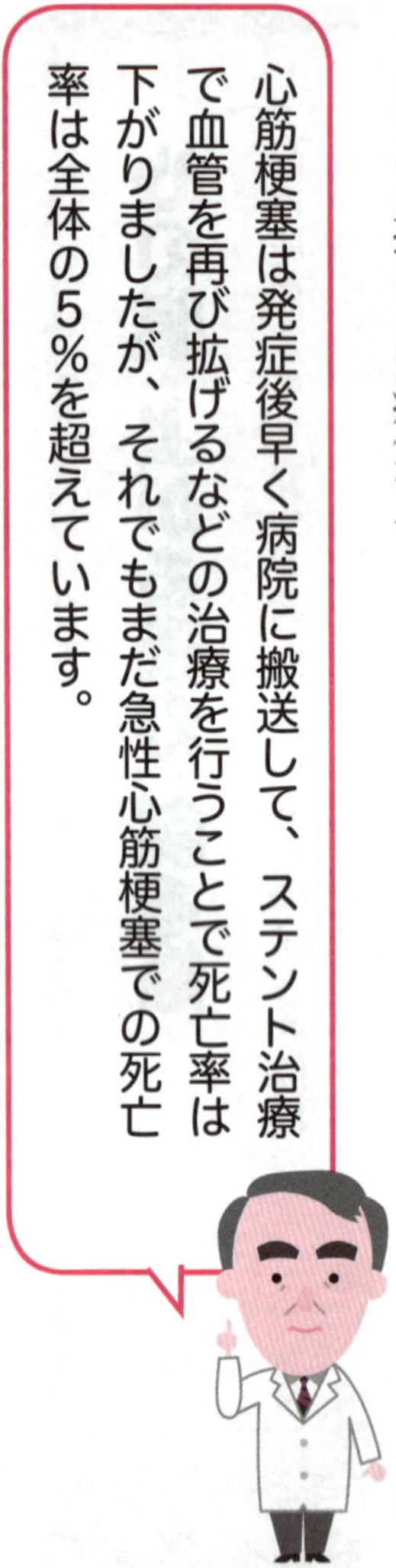
心筋梗塞は発症後早く病院に搬送して、ステント治療で血管を再び拡げるなどの治療を行うことで死亡率は下がりましたが、それでもまだ急性心筋梗塞での死亡率は全体の5％を超えています。

# 網やぶれ　尿にタンパク　毒たまる

## 高血圧によって発生する血管病③腎臓病

島崎
糖損

高血圧が続くと、腎臓の血管でも動脈硬化が進みます。腎臓を流れる血液が減ってしまうため、腎臓の組織が硬く縮んでいく上に、腎臓に張りめぐらされている糸球体にも問題が起こります。

この糸球体は血液のフィルターの役割を果たしており、血液中の老廃物がここで濾過され、尿として体外に排出されます。ところが高血圧によって糸球体に不具合が生じると、腎硬化症になってしまいます。

腎硬化症になると、老廃物が排泄されずに体にたまったり、尿にタンパクが出たりします。腎硬化症がさらに進んで腎不全や尿毒症になると、機器の力で血液を濾過する人工透析をしなければならなくなります。

　近年、腎硬化症など慢性的な腎機能低下状態にある人は、心筋梗塞や脳卒中などの発症率が高く、発症した際の死亡率も高いことがわかってきました。これは腎機能の低下＝全身での血管病の悪化を示しているのです。

　つまり、慢性的な腎臓病になっていることは、心臓や脳でも動脈硬化が進んでいる証拠なのです。


腎臓の機能が低下しているとわかったら、腎臓を守ること＝心臓と脳を守ること、との観点のもと、高血圧対策を講じることが非常に重要になってくるのです。

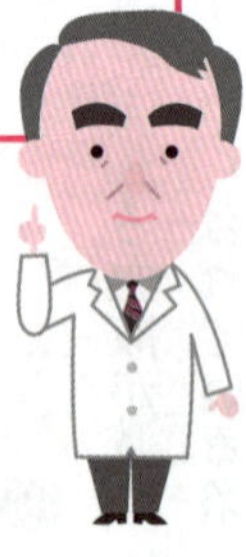

# 硬くなり 膨らむ動脈 減る希望

## 高血圧によって発生する血管病④大動脈瘤

打剤
治

高血圧によって動脈硬化が進み、胸や腹部を走る最も太い動脈の一部が、こぶのように膨らんだり、血管の壁が裂けたりする、大動脈瘤になる人が増えています。

長期間の高血圧や喫煙などによって徐々に血管の壁が膨らんで発症します。いったん膨らむと血液の圧がかかるので歯止めがききません。加速度的に膨らんでいき、やがては破裂してしまいます。

大動脈の内径は普通３㎝前後ですが、４・５㎝以上になると破裂する危険性が増えますので、専門医による定期的なチェックが必要です。

大動脈瘤が破裂する「真性大動脈瘤」と、大動脈の壁を構成している中膜が裂けて血管壁の中に血液が流れ込んでしまう「解離性大動脈瘤」の2種類があります。

ヘビースモーカーや心臓肥大、腎臓病の人は動脈硬化が進んでいるので、大動脈瘤になりやすい傾向があります。

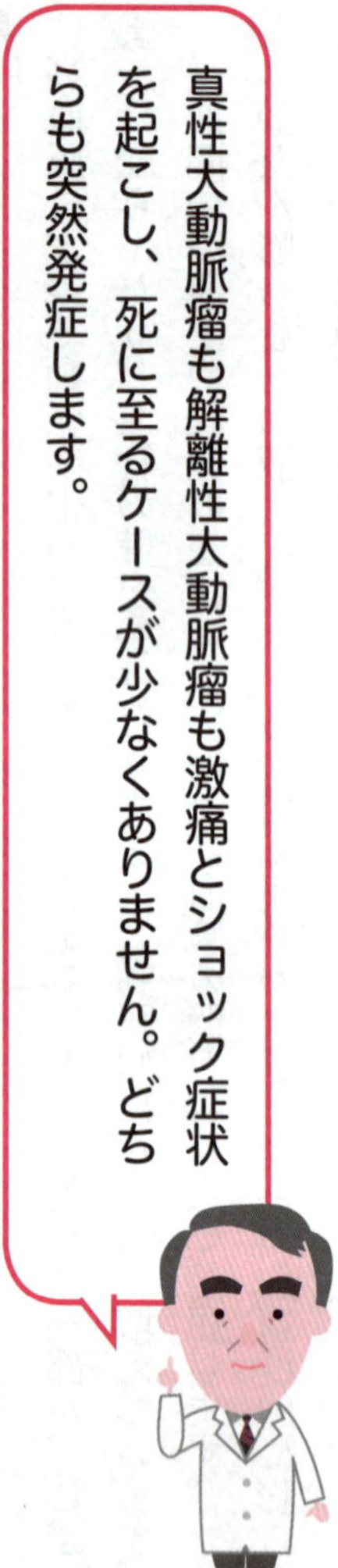
真性大動脈瘤も解離性大動脈瘤も激痛とショック症状を起こし、死に至るケースが少なくありません。どちらも突然発症します。

# 気づかずに 歩み続かず 足しびれ

## 高血圧によって発生する血管病⑤閉塞性動脈硬化症

近藤勇足

動脈硬化との関連では、閉塞性動脈硬化症も見逃すことはできません。これは足の血管の動脈硬化が進んで血液の流れが悪くなるものです。

足がしびれる、足が冷たく感じるなどの症状があり、進展すると間欠性跛行《かんけつせいはこう》の症状が出ます。

間欠性跛行とは一定の距離を歩くと歩けなくなってしまい、少し休むと再び歩けるようになるものです。

かつて閉塞性動脈硬化症は、足の壊死と切断に直結しましたが、現在は血管を拡げるカテーテル治療やバイパス手術のほか、新たに毛細血管を作る血管再生治療など新しい治療法により、切断という最悪の事態にいたるケースは少なくなりました。

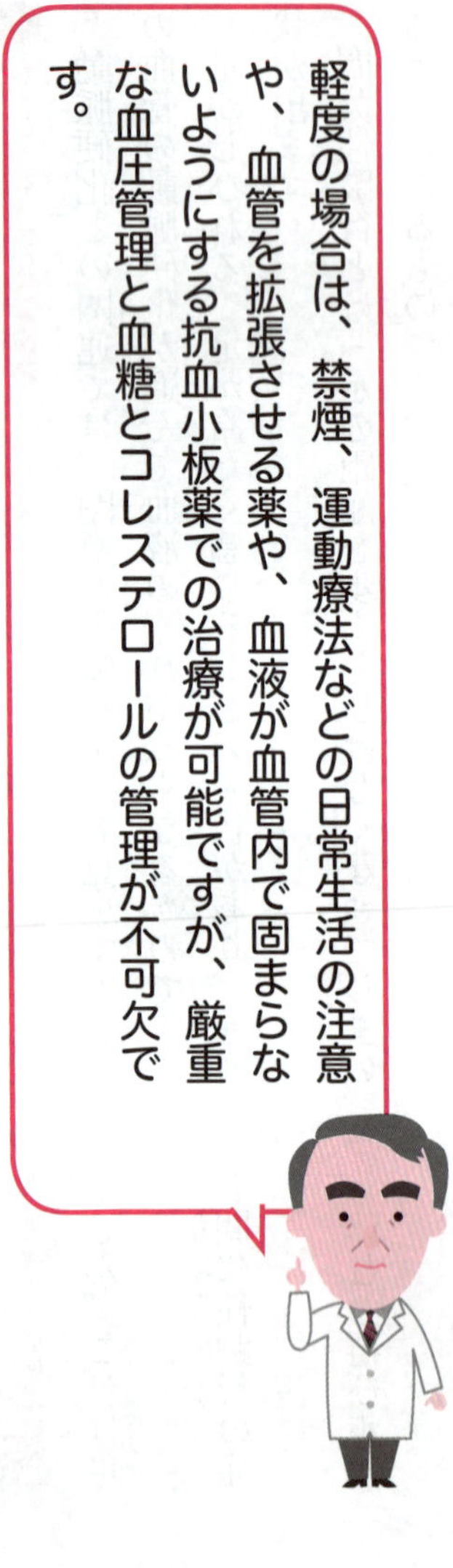
軽度の場合は、禁煙、運動療法などの日常生活の注意や、血管を拡張させる薬や、血液が血管内で固まらないようにする抗血小板薬での治療が可能ですが、厳重な血圧管理と血糖とコレステロールの管理が不可欠です。

## いい汗を　かいて血管　若返る

動脈硬化が進むと、血管は硬く、もろくなります

内藤保幸

ここまでを少しまとめると、次のようになります。

○血管は体の隅々に血液を届ける管《くだ》
○血管は血液の圧力を受け続けていると傷んでくる
○血管の傷みとは血管壁が次第に弾力を失って硬くなる状態→動脈硬化
○高血圧は動脈硬化を悪化させる最大の原因

要するに、「弾力のある血管」＝「血管が若々しい状態」とするならば「弾力を失っ

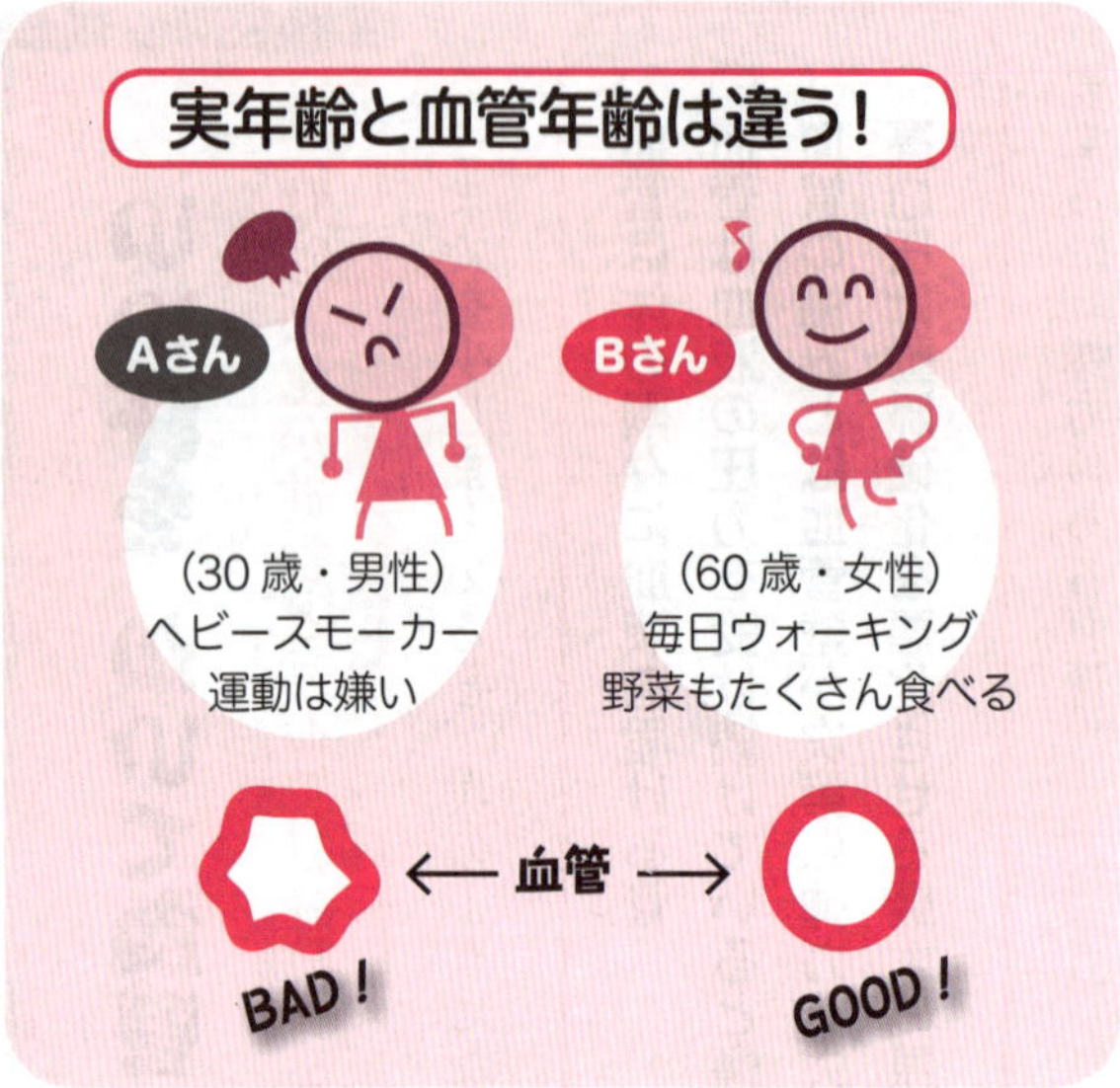
実年齢と血管年齢は違う！
Aさん
(30歳・男性)
ヘビースモーカー
運動は嫌い
Bさん
(60歳・女性)
毎日ウォーキング
野菜もたくさん食べる
血管
BAD！
GOOD！

た血管」＝「使い古され老化の進んだ血管」とたとえてもよいでしょう。

老人の体が柔軟性を失うのと同様、血管も年老いていくのです。

ここでポイントになるのが「血管年齢」という言葉です。主に「血管年齢が若い」「血管年齢が高い」という使い方をされています。

この血管年齢とは、血管がどれだけ硬くなったか、具体的には「動脈硬化がどれだけ進んでいるか」を意味しています。血管が硬くかつもろくなるほど、血管年齢は高くなります。

血管年齢については、加齢とともに血管ももろくなっていくと考えられていました。今やこうした考え方は時代遅れです。近年の研究の進展により、本人の意思と取り組み次第で、弾力性を高めることができる、つまり、血管を若く保つことが可能だということがわかってきたのです。

血管は血液の流れている内側から順に、内膜・中膜・外膜という3層の膜で形作られています。この内膜は血管内皮細胞で覆われています。

実はこの血管内皮細胞が分泌する物質が、血管を縮めたり拡げたりすることで、血管そのものが血液を送り出すポンプの作用を持っていることがわかってきました。つまり、血管内皮細胞が血管の弾力性を作り出しているのです。

この血管内皮細胞に関する研究が進んだ結果、

## ○血管の収縮と拡張を促す物質を分泌する

## ○血液の凝固を調節して血管を守る

**○喫煙や、塩分の取り過ぎ、肥満・糖尿病などにより働きが弱まる**

などの特徴があることがわかってきました。

また、禁煙や適度な運動、減塩など、生活習慣を見直し、血圧やコレステロール、血糖を適切に管理することで、弾力を取り戻すこともわかってきました。つまり、血管年齢の若さを保つことができるのです。ただし、動脈硬化が進みすぎてゴワゴワになってしまった状態では、血管の若々しさを取り戻すことはできません。

動脈硬化が進む前に手を打つことが大切であり、血管の若さを保つ上でも、血管の老化に直結する高血圧を治すことが大切なのです。

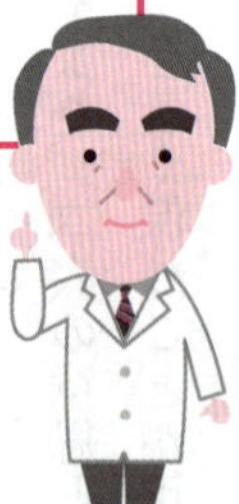

# 第2章

# 若返り秘食で下がる

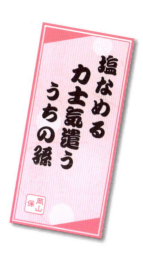

塩なめる
力士気遣う
うちの孫

岡山 保

血管が
蘇る！

医師
おススメの
食事のコツ

# 血圧を気にして歩き方を変える

## 内臓脂肪がたまると、高血圧のピンチになります

音無知展

食の重要性は血管年齢とも無関係ではありません。食生活をきちんとしたものにすることで、血管年齢を保ったり、若返らせたりすることができるのです。

**血管年齢を考える上で絶対に避けていただきたいのは、「運動量に見合わない食べ方」です。**

運動不足なのに食べ過ぎてしまうと、肥満、特に内臓周辺に脂肪がたまるタイプの「内臓脂肪型」の肥満になりやすいのです。

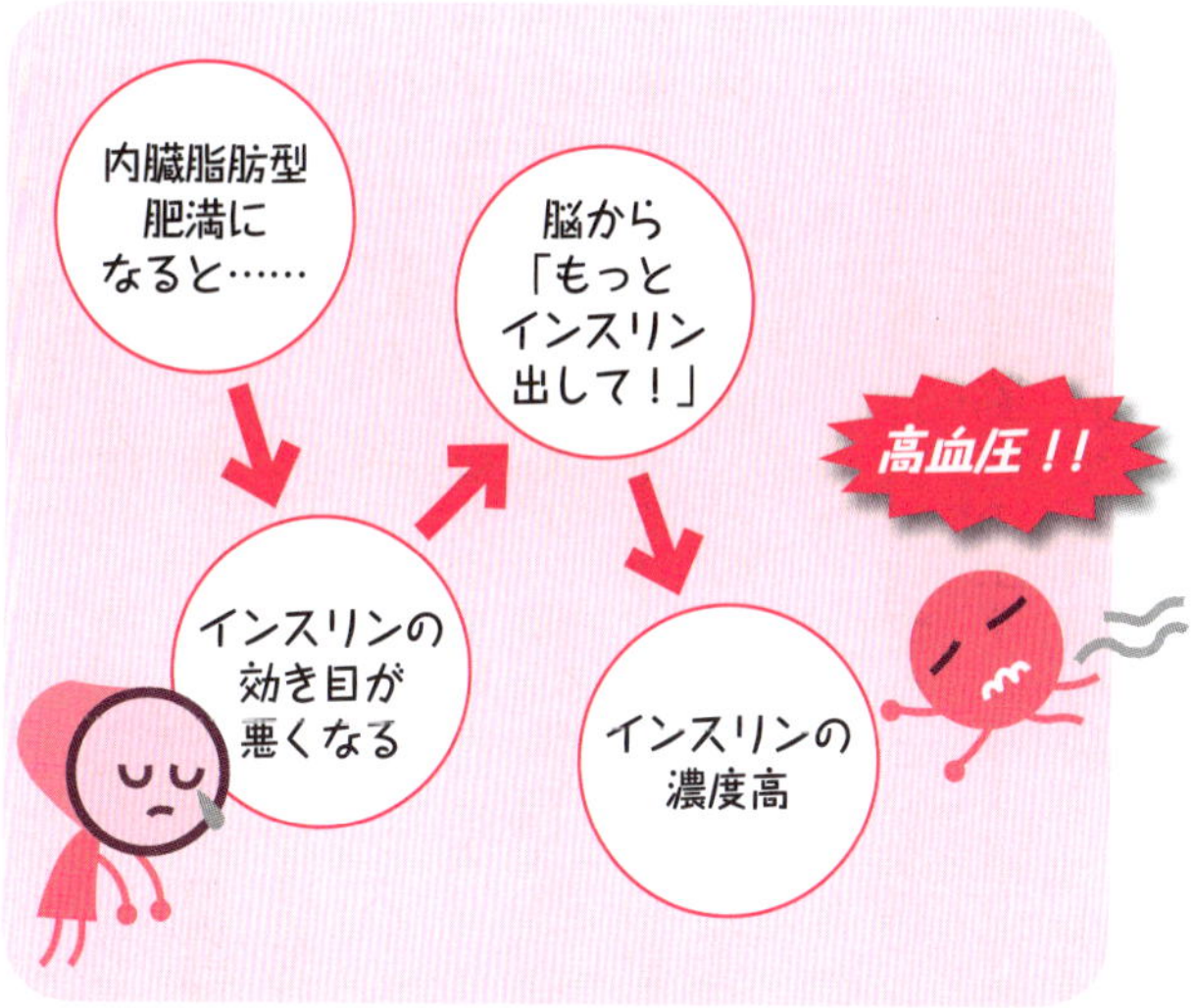
内臓脂肪型
肥満に
なると……
インスリンの
効き目が
悪くなる
脳から
「もっと
インスリン
出して！」
インスリンの
濃度高
高血圧！！

肥満は脂質異常症や糖尿病など生活習慣病の温床ですし、普通の人に比べて高血圧にもなりやすいのです。

内臓脂肪型肥満では、お腹の内臓の周囲に脂肪が蓄積するために、脂肪組織そのものが血管を圧迫して血管を縮めてしまい、それが高血圧の原因となり、動脈硬化の原因となります。

内臓脂肪型肥満になると、膵臓《すいぞう》のランゲルハンス島から分泌されるインスリンの効き目が悪くなります（インスリン抵抗性）。すると脳は「思うようにブドウ糖がエネルギーにならない」ことに危機を感じ、「もっとインスリンを出しなさい」と命令を送ります。ランゲルハンス島ではこれを受けて、さらにインスリンを分泌。血中のインスリンの濃度が高くなってしまうのです。

インスリンには興奮を司る交感神経を刺激する働きがありますから、血管が収縮し血圧が高くなります。また、インスリンには血管に脂肪を取り込む作用もあるので、動脈硬化にもなりやすいのです。

このようなインスリン抵抗性や内臓脂肪型肥満を改善する第一歩は、適度な運動に加えて、過度な食事や、炭水化物の摂取を避けることが重要です。炭水化物は、タンパク質、脂肪とともに体の三大栄養素といわれているもので、その主体は糖質です。

糖質は、米やパン、麺類などの原料である小麦に多く含まれている食品成分で、その大部分は運動時のエネルギーとして燃やされますが、運動が不足すると、余計な脂肪に変換されて、内臓脂肪として内臓に蓄積されてしまうのです。

肥満を合併した高血圧の方には、糖質制限は有効ですが、肥満ではない人や高齢者では、必要なエネルギーを筋肉のタンパク質から変換して得るようになるため、筋力が低下してしまうなど、かえって有害な場合があります。

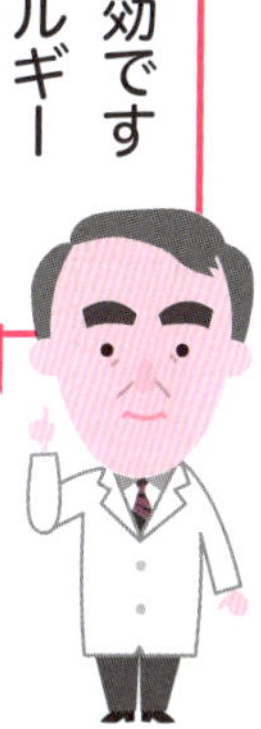

# 和の国の　旨味活かして　減塩食

## 塩分を取り過ぎると、「パンパン型高血圧」になってしまいます

渡辺美香

ラーメンなどを食べて床に就いた後、ノドの渇きで目が覚め、夜中に水をゴクゴクと飲んだ経験はありませんか？

水は細胞内に行きわたると同時に、血管内では細胞から流れ出した水が充満します。そして、その充満した水を体外に押し出すために心臓が頑張ります。すると血管には内側からの圧力が増して、「パンパン型高血圧」となってしまいます。

平均で見ると、日本人は塩分を取り過ぎています。日本人成人の一日の塩分摂取量は男性で10・9g、女性で9・3g、平均10・1gとなっています。

これは厚生労働省が定めた「日本人の食事摂取基準（2020年版）」にある男

性7・5g未満、女性6・5g未満よりも高いものです。また、日本高血圧学会が出している一日6g未満という数値をはるかに超えています。

私は血管の若返りや高血圧の予防・治療に取り組んでいる方に、「今の一日の塩分摂取量よりも、3g減らすことをまずは目指してください」と、常にアドバイスしています。一日10gとっている方なら、一日7gという具合です。しかし、食べ物に含まれる塩分量を一つ一つを確認・計量するのは大変なことです。

そこで、朝と晩は味噌汁を1杯ずつ飲む習慣や、ラーメンはスープも含めて完食するなどの過剰塩分摂取の習慣があれば、それらを意識してやめることにより、マイナス3gに近づくことができます。

**塩分は日本人の味覚に欠かせないでしょう。だからこそ、日本人の味覚と塩は切り離せないとの前提で「塩との賢いつきあい方」を考える必要があるのです。**

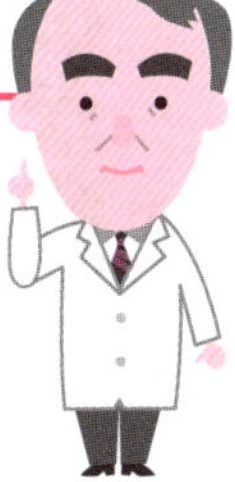

# 「うすいなあ」創意工夫で「うまいなあ」

## 調味料を工夫して、塩分を抑えましょう

筒井実

調味料を工夫することでも減塩できます。最も手軽なのは「減塩しょうゆ」を使うことでしょう。これはしょうゆの持つうまみや香りを残したまま、塩分量が従来の約半分に抑えられているものが多いようです。

従来のしょうゆは小さじ1杯で1gほどの塩分になりますが、減塩しょうゆを使えば小さじ1杯分につき、0・5gの減塩をすることができます。

しょうゆの使い方も工夫しましょう。「しょうゆをかける」と量が多くなってしまいますので、決めた分量を小皿に入れ、「しょうゆをつける」ようにしましょう。

コショウ、ガーリックパウダー、唐辛子、カレー粉などの、塩分をあまり含まな

い調味料を使うという方法もあります。しっかりとした味を出せるので、減塩による物足りなさも補ってくれます。

また、バジルやクミンシードといったハーブなどは、鍋料理や炒め料理に使うと際だった味わいに仕上がるのでおすすめです。

塩分を抑えはじめた当初は、多くの方が「なんだか味気ない」と感じることと思いますが3週間で慣れます。

血管の若返りのために、どうか慣れるようにしてください。

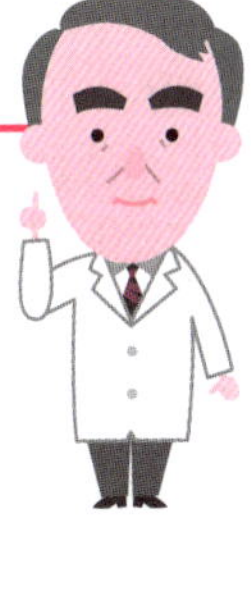

# 善と悪 バランス崩れ 年をとる

## 脂質の異常は、動脈硬化につながります

森 老害

塩分と並んで血管に悪影響を与えるのは、血液中に含まれる脂質の一つであるコレステロールです。

読者の中には、特定健康診査、いわゆる「メタボ健診」を毎年受けている方もいらっしゃると思います。

健診の基本項目中には、身体測定・血圧測定・血糖値・肝機能に加えて脂質検査が盛り込まれており、ＬＤＬコレステロール、ＨＤＬコレステロール、中性脂肪の三つの脂質の値が出されます。

## この脂質の値が異常になると、血管の著しい老化、つまり、動脈硬化に直結します。

では、そのメカニズムについて見てみましょう。

動脈硬化につながるような脂質の異常は「脂質異常症」と呼ばれます。この診断が下されるのは、次のときです。

**○LDLコレステロールが増え過ぎた**
**○HDLコレステロールが減り過ぎた**
**○中性脂肪が増え過ぎた**

ちなみに、LDLコレステロールを「悪玉コレステロール」、HDLコレステロールを「善玉コレステロール」と呼びますが、コレステロール自体はまったく同じものです。

LDLコレステロールとHDLコレステロールの違いは、脂質であるコレステロールを運ぶ輸送カプセルの違いです。

脂質は食べものから取り入れられたり、体内で合成されたりして生じ、血液に混じって体全体に運ばれていきます。脂質はそのままの形では血液中の水分には溶けないため、水となじみやすいタンパク質と結合して「リポタンパク」という輸送カプセルに包まれて、血液の中を流れます。

次に、三つのコレステロールの特徴をお話ししましょう。

## ●LDL（低比重リポタンパク）に包まれたコレステロール

濃厚な脂質を薄い皮に包んで、末梢の臓器に運ぶカプセルです。増えすぎると動脈硬化の原因となるので、悪玉コレステロールともいわれます。

LDLは配達専門であり、エネルギーのもととなるコレステロールを体中に配っ

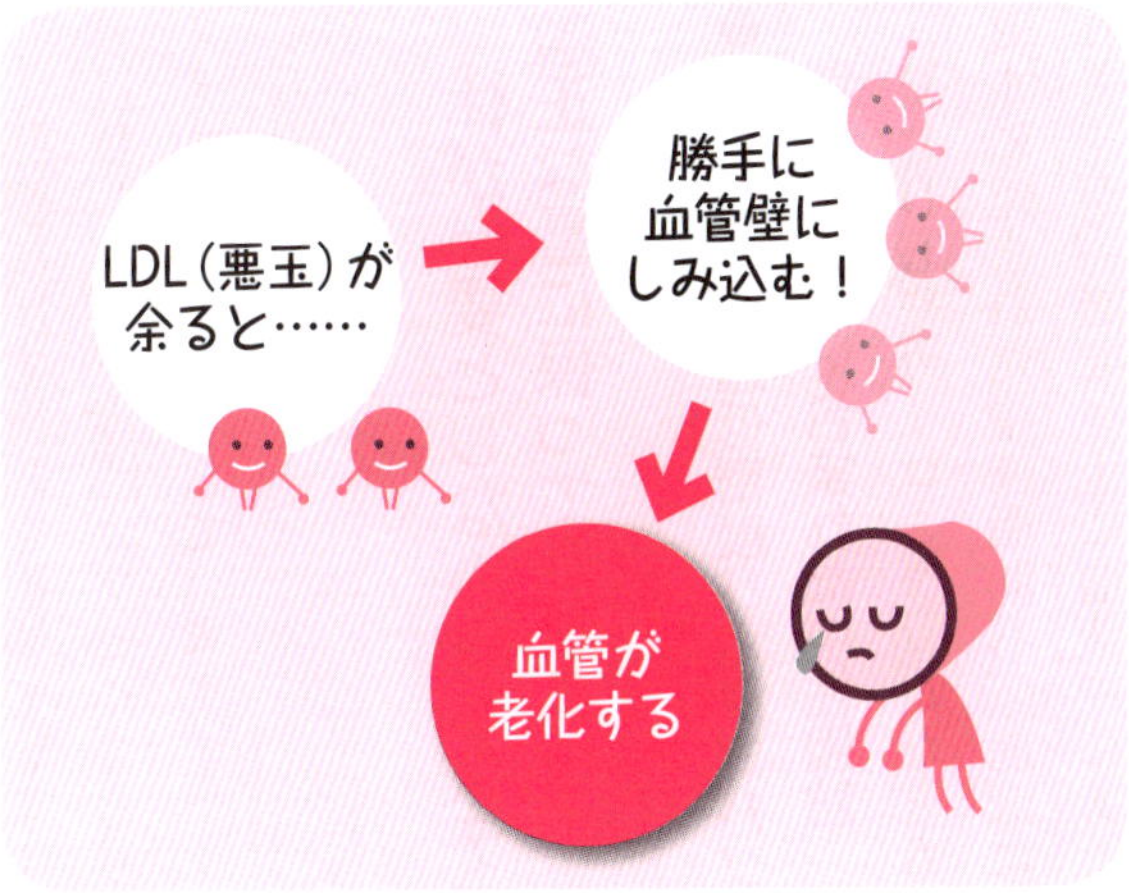


て歩きます。困るのは、LDLが余ってしまうと、体が必要としていないにもかかわらず、血管壁にしみ込んでしまうのです。

これが血管の老化を招き、ひいては動脈硬化に発展させる要因となります。

このため「悪玉」と呼ばれ、問題になるのです。

## ● HDL(高比重リポタンパク)に包まれたコレステロール

少量の脂質を厚い皮に包んで、血管を流れるカプセルです。

使われずに余ったコレステロールを回収

して肝臓に戻す役割を担っています。

ＨＤＬは回収専門カプセルであり、血液に混じって体中を流れつつ、余ったコレステロールを回収していきます。すでに血管にしみ込んでいるＬＤＬコレステロールも除去します。

**体が必要としないコレステロールを肝臓という処理工場に戻して、適正な量に保ってくれるので「善玉」と呼ばれるのです。**

## ●ＶＬＤＬ（超低密度リポタンパク）やカイロミクロンなどの別カプセルに包まれた中性脂肪

ＶＬＤＬやカイロミクロンなどもリポタンパク質の一種であり、これらの別カプセルに包まれた中性脂肪も、血液に混じって流れ、必要としているところで吸収されますが、必要以上に血液中にあると、やはり問題が起こります。

## 肥満や食事の取り過ぎで上昇します。

中性脂肪の値が高くなると、ＨＤＬコレステロールが減ってきます。

中性脂肪とＨＤＬコレステロールは、採血する前12時間くらいの食事の影響を受けるため、通常は空腹時の採血でその結果を評価します。中性脂肪が高いといわれたら、その日の朝や前日の夜の食事を取ったかどうかを、主治医に伝えるとよいでしょう。

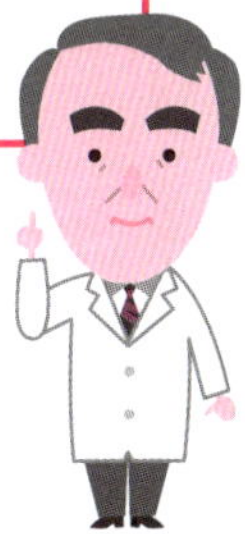

# 低脂肪 食に気をつけ 若返り

## 米国発〝DASH食〟が、血管年齢を若く保つ秘訣です

吉田勝因

血管年齢を若く保つために、米国では「DASH食」への取り組みを推奨していますので少し紹介します。

DASHとは「Dietary Approach to Stop Hypertension」の頭文字をとったもので、邦訳をすると「高血圧を防ぐ食事療法の試み」となります。1990年代後半に、アメリカ合衆国の国立衛生研究所（NIH）という医学研究機関が、DASH食を提唱し始めました。同国で行われた調査と研究では、DASH食の高血圧抑制効果が立証されています。

## DASH食とは、野菜・果物・無脂肪もしくは低脂肪の食品を多めに摂取することを重視した食事療法です。

その他「全粒穀物」といって麩《ふすま》や麦芽などをそのまま残した穀物や、魚・肉・ナッツ類・植物性脂肪などが、食べてよい食材としてDASH食に含まれます。反対に塩分をたくさん含んだ食べものは血圧の観点から、糖分を多く含んだ食べものと飲料は肥満防止の観点から制限の対象となります。また、肉の脂身も制限の対象です。こうすることで、カリウム・マグネシウム・食物繊維・タンパク質などを多く摂取し、塩分・トランス脂肪酸・不飽和脂肪酸の摂取を抑えられるようになります。

カリウムは体内の余分な塩分を排出し、カルシウムは骨を強くするとともに血圧をわずかですが下げてくれます。マグネシウムも高血圧の発症を抑えてくれます。

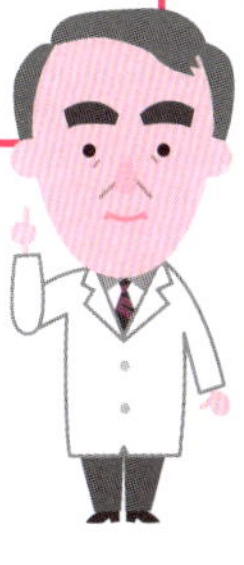

# 野菜汁 予防、治療に 効果アリ

バランスのよい野菜が、高血圧には効果があります

肥口一養

高血圧の予防・治療だけでなく肥満の防止を考えた食事としても、「野菜をたくさん食べるのがよい」という研究結果が出ています。

ただし、高血圧の予防と改善のために「野菜ばかりを取れ」というわけではありません。

特に高齢者は、食事による栄養摂取が不足がちな方が多いので、野菜ばかりで肉を食べないとなると、エネルギー不足で思うように動けなくなり、かえって体全体の老化を早めてしまう危険性もあります。

## 自分の普段の食事を考えて、「少し野菜が少ないかな」と感じたら、意識して多めに野菜を食べるようにしてください。

意識的に野菜を食べる上でおすすめしたいのが、具をたっぷりと入れた「具だくさんみそ汁」です。味噌汁1杯にはおよそ1・5gの塩分が含まれます。これを3分の1に減らした上で、野菜や豆腐などをたくさん入れ、「たくさんの具の中にみそ汁が少し入っている」という感じにするのです。

このみそ汁のメリットは、
○薄味でもおいしいので塩分をカットできる。
○複数の具材の風味と味を楽しむことができる。
○バランスよく栄養が取れる。

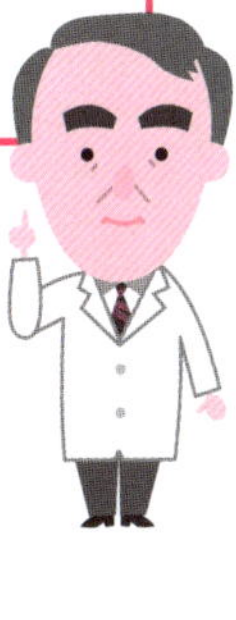

## 和定食　腹八分目で　減る脂肪

### インスタント食品は控えめにし、外食は和定食がおススメです

無茶脂肪弁慶

仕事が忙しく食事がインスタント食品頼みという方もいらっしゃると思います。

しかし、インスタント食品は注意が必要です。

たとえば、インスタントラーメンに含まれている塩分は６ｇ以上です。日本高血圧学会が出している一日の塩分量が６ｇ未満ですから、

**インスタントラーメンを1袋食べれば、一日の塩分量になってしまいます。**

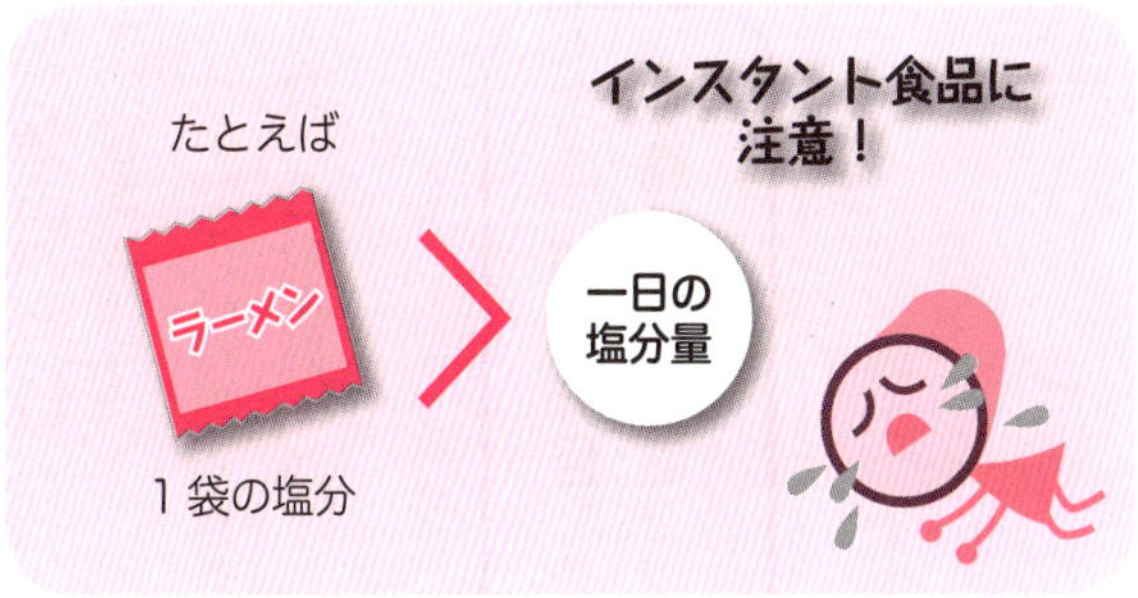
インスタント食品に
注意！
たとえば
ラーメン
1袋の塩分
一日の
塩分量

また、温めるだけで食べられるレトルト食品や、かまぼこなど魚の練り製品、ロースハム、ベーコンにも塩分が多く含まれています。

忙しいのはわかりますが、インスタント食品やレトルト食品は食べる回数を減らしましょう。

また、外食が多い方も、カロリーが過多になりがちですので、注意が必要です。

## 基本的には和食系の定食を選ぶのが無難でしょう。

エネルギー量が洋食系よりも低く、かつ、栄養バランスが取れているからです。

ご飯やパン、ソバなどの炭水化物は後にして、まず先に野菜をたっぷり食べるようにしましょう。

仕事関係の会食や宴会などでメニューを自分で選べないときは、もったいなくても食べものを残すなどして、摂取エネルギーを抑えましょう。

**常に〝腹八分目〟を習慣づけておくことが、外食での肥満を防止するコツになります。**

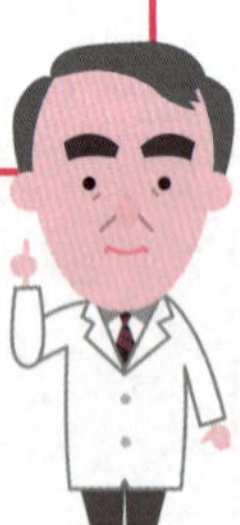

# 秘策あり　管、若返る　ナッツ類

栄養豊富なナッツ類は、血管を若返らせる秘食です

上杉健診

さて、次は血管の若返りに効果の期待できる食材をご紹介しましょう。

アーモンド、ピーナッツ、クルミ、カシューナッツなどのナッツ類は、様々な栄養を豊富に含んでいます。

## ●ナッツ類に含まれる栄養素とその効果

○オレイン酸などの不飽和脂肪酸は、ＬＤＬコレステロール（悪玉コレステロール）を減らすとされています。

◯塩分排出に役立つカリウム、高血圧を抑えるマグネシウムや、カルシウムといった微量ミネラルもたくさん含まれています。

◯血管の内皮機能が改善するという報告があります。

◯クルミには若返りビタミンといわれるビタミンＥや、疲労回復に欠かせないビタミン$B_1$などが豊富に含まれています。

◯クルミは抗酸化作用がナッツ類の中で最も高いので、血管保護などの点で優れた効果が期待できます。

◯クルミに含まれるα《アルファ》-リノレン酸は、体内に入ると一部がＤＨＡ（ドコサヘキサエン酸）、ＥＰＡ（エイコサペンタエン酸）に変化します。これは血管を柔らかくする効果のある成分であり、動脈硬化の予防に効果が期待されます。

α-リノレン酸には、血液中にある血管拡張物質の分泌を促す働きもあります。なお、ほうれん草、ゴマ、菜種（キャノーラ）油、大豆などにも含まれています。

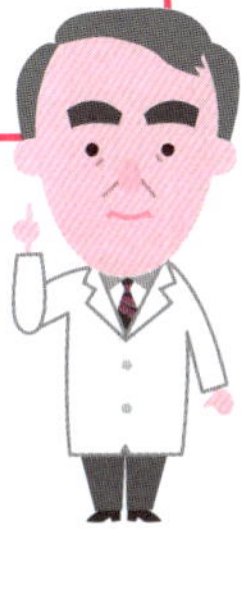

# 血管が　ピチピチ新鮮　青魚

青魚パワーは、中性脂肪を減らし血栓を作りにくくします

精笑納言

DHAとEPAは、n-3系多価不飽和脂肪酸の一つであり、中性脂肪を減らす作用を持っています。

また、

**このニつの脂肪酸は、血栓を作りにくくする働きもあります。**

血栓が脳の動脈をふさいで脳梗塞が起こることは、すでに述べた通りです。

この成分はニシン、イワシ、サンマ、アジなどの青魚にたくさん含まれています。

つまり、普段から青魚を食べていれば、血管を若々しく保っていられる上に、脳卒中などの予防にも役立つのです。

**青魚は血管にとって最高のパートナーとも呼ぶべき食材です。**

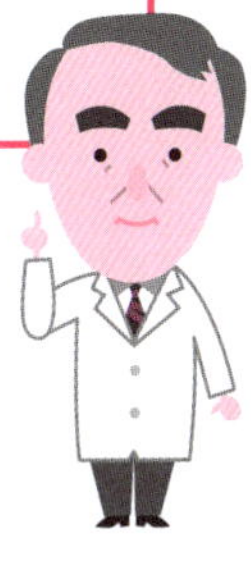

# ダークなら 酸化抑える チョコレート

カカオが豊富なダークチョコレートは、血管を酸化から守ります

平賀 減内

チョコレートというとほとんどの方が「甘い食べもの」をイメージしますね。確かに普通のチョコレートは、食べすぎると肥満や糖尿病に直結します。しかし、カカオの成分を60％以上含んだ「ダークチョコレート」は、血管年齢を若くしてくれます。

これはカカオに、抜群の抗酸化作用があるポリフェノールという成分が含まれているためです。

人は酸素を吸うことで生きています。しかし、吸ったすべての酸素が使われるわけではなく、使われなかった酸素は体内に残り、体を酸化させます。

これは「体をさびつかせる」ことであり、当然ながら血管も傷つきます。ポリフェノールはこの有害な酸素の発生を抑えるため、血管が傷つかずにすむのです。

また、ポリフェノールに含まれるエピカテキンという成分は、体内に吸収されると、血管の収縮を司る血管内皮細胞に取り込まれ、血管を拡張するのです。その結果、血管壁にかかる血流の圧力は低下し、結果として血圧の上昇も抑えられます。

血管壁にかかる圧力の低下は、いわば血管壁のメンテナンスといってもよいでしょう。

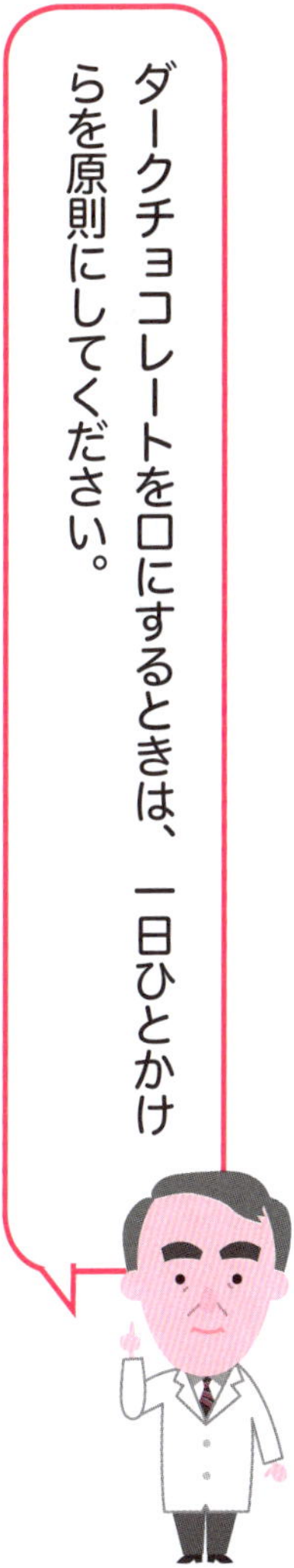
ダークチョコレートを口にするときは、一日ひとかけらを原則にしてください。

## 食を変え　血圧測る　楽しさや

酢、海藻類、貝類等は、高血圧に効果のある食品です

福沢輸血

さて、続いて高血圧の改善に効果の期待できる食べものや調味料を細かく挙げていきます。

### ①酢

酢は穀物・果実などを発酵させて作られた酸性の食品です。穀物を原料としたものには米酢・玄米酢・黒酢など、果実を原料としたものにはリンゴ酢・ブドウ酢・バルサミコ酢・柿酢・ワインビネガーなどがあります。

酢が高血圧によいとされるのは、血圧を上げる原因となるアンジオテンシンという物質が体内で作られるのを、酢が妨げるからで、つまり血圧上昇の要因に働きかけてくれるのです。

## ②海藻類

海藻は海の植物であり、このうち緑藻類・褐藻類・紅藻類に含まれる、コンブ、ワカメ、ノリ、モズク、ヒジキ、アラメなどが食用海藻として出回っています。

この海藻が近年、高血圧との関係から注目されています。特に熱い視線を集めているのが水溶性食物繊維のアルギン酸です。このアルギン酸の働きは次の通りです。

**○体内に入ると小腸にたどりつき、その働きを活発にすることが期待されています。**

**○LDLコレステロール（悪玉コレステロール）を吸着し、体外に排出する働きが期待されていますが科学的に実証はされていません。**

**◯腸内でカリウムと結合し、アルギン酸カリウムになると血圧を下げる効果があります。**

海藻に含まれるフコイダンという水溶性食物繊維も血圧を下げる効果があります。

## ③イカ・タコ・貝類

イカ・タコ・貝類に含まれているタウリンは、

**交感神経の働きを抑え、過剰なアドレナリンの分泌を防ぐ作用が期待されます。**

これによりストレスからくる血圧の上昇を抑えてくれる可能性があります。

## ④乾物

切り干し大根、刻みコンブ、干しシイタケ、高野豆腐、ヒジキなどの乾物は、

**食物繊維、塩分排出に役立つカリウム、高血圧を抑えるマグネシウム、血圧を安定させるカルシウムといった微量ミネラルをたくさん含みます。**

低脂肪かつ低カロリーであるため、肥満の防止が期待されます。

## ⑤緑黄色・淡色野菜

ほうれん草や小松菜などの緑黄色野菜や、キャベツのような淡色野菜は、栄養の宝庫です。

ビタミンCやビタミンB群などの各種ビタミンはもちろん、食物繊維、カリウム、ポリフェノールなどがふんだんに含まれているほか、緑黄色野菜には貧血の予防・改善、殺菌作用、抗炎症作用、脂質濃度の適正化に効果のある、クロロフィルが含まれています。

## これらの成分が血管の老化を抑え、LDL（悪玉）コレステロールの吸収を抑えることが期待されています。

淡色野菜では、玉ねぎが優れています。玉ねぎに含まれるアリイン類やアリシンなどのイオウ化合物が体内に入ると、血圧を下げ、血栓を溶かし、血液をサラサラにしてくれるのです。

また、表皮に含まれているケルセチンという成分は細胞の老化を抑えてくれる可能性があります。

### ⑥果実類

果物はビタミンCをはじめとする各種ビタミンに富み、かつカリウムを含んでいます。また、抗酸化作用もあります。このため普段から意識的に果物を食べていれば、血管の若返りはもちろん、高血圧の予防・改善にも役立ちます。

なかでもスイートオレンジ（ミカン科の柑橘類）は、高血圧との関係で特に注目を集めています。

スイートオレンジの果汁が高血圧と脳卒中の予防に有効なことは、アメリカで立証済みであり、アメリカの食品医薬品局（FDA）は一定の基準を満たしたスイートオレンジ製造者に、製品ラベルに「高血圧症と脳卒中のリスクを軽減させる」旨の表記を許可しています。

**スイートオレンジ果汁はLDL（悪玉）コレステロール値を下げ、HDL（善玉）コレステロール値を上げる効果もあります。**

### ⑦大豆・大豆製品

大豆は〝畑の肉〟と呼ばれるほどタンパク質を豊富に含んだ食品であり、血圧の低下を促してくれるペプチド、末梢血管の血流を促す〝若返りビタミン〟のビタミンE、カリウム、高血圧を抑えるマグネシウム、血圧を安定させるカルシウムといった微量ミネラルも含まれています。

また、イソフラボンには「抗酸化作用」があります。葉酸は、アミノ酸のメチオニンから生成されるホモシステインという動脈硬化の危険因子である物質を、再び無害のメチオニンという物質に変える働きがあります。

# 簡単！ 美味しい！ 高血圧レシピ

## ほうれん草のナッツみそ和え

**材料**（２人分）
ほうれん草　１束
クルミ（無塩）　20 g
＊みそ　大さじ 1/2
＊みりん　大さじ 1/2

**作り方**
❶ほうれん草はゆでて軽くしぼって水気をきり、4～5 cm の長さに切る。クルミは厚手のビニール袋に入れて、すりこぎなどで砕く。
❷耐熱容器に＊と①のクルミを入れて混ぜ、電子レンジで 20 ～ 30 秒加熱してアルコール分を飛ばす。
❸②の粗熱がとれたら①のほうれん草と和え、器に盛る。

**ポイント**　クルミ以外のナッツでも作れます。ミックスナッツを使っても◎。塩味がついているものを使う場合はみそを半分ほど減らしましょう。

## アジのオレンジカルパッチョ

**材料**（２人分）
アジ（刺身用）　２尾
オレンジ　1/2 個
＊オリーブオイル　大さじ1
＊しょうゆ　大さじ１
パセリ　適量

**作り方**
❶アジは骨と皮を除き、食べやすく切る。オレンジは皮と薄皮をとり、フォークなどでつぶす。
❷①のオレンジと＊を混ぜる。
❸皿にアジとオレンジを盛り、②をかけ、パセリを飾る。

**ポイント**　お刺身はほかの魚でもＯＫです。ＤＨＡやＥＰＡをたっぷり摂取したいときは、脂ののった魚や部位を選ぶとよいでしょう。

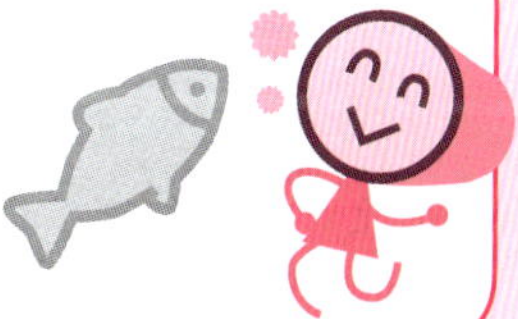

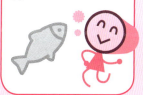

（管理栄養士・志水あいが作成）

# 効くのかな 気持ち半分 飲むサプリ

## 健康食品とサプリメントの現状を知っておきましょう

野愚痴英世

雑誌やテレビなどで、高血圧や血管病に効果があるというサプリメントの宣伝が目立ちます。広告規制が緩やかなために、かなり大げさな表現が見受けられます。「医師の90%が飲んでいます」などというドリンクもあるようですが、私の周りの医師は1人も飲んでいません。

高血圧やコレステロールの効果を科学的に実証するためには、患者さんには中身を知らせずに、プラセボという偽薬を服用した患者さんの群と、その試験薬を服用した群に分け、長期間追跡し、脳卒中や心筋梗塞の頻度が本当に偽薬服用群より少ないかどうかを確認する、臨床研究が必要です。

サプリメントの場合には、そのような信頼度の高い調査が行われていないものもあるので、その使用には慎重な態度が必要です。軽度高血圧予備軍では有用な可能性もあります。

しかし、高血圧と診断された場合は、厚生省で認可した薬を服用する必要があります。

# 選んだら　血の気が下がる　期待大

## 高血圧に効く健康食品とサプリメントを賢く選びましょう

与謝野血管

先ほどまでは普通の食品で高血圧に効果のあるものを紹介しましたが、ここでは健康食品やサプリメントとして市販されている製品の中から、高血圧に有効なものをいくつか紹介しましょう。

依拠しているのは一般社団法人日本健康食品・サプリメント情報センター発行の『健康食品・サプリメント［成分］のすべて2017 ナチュラルメディシン・データベース』（アメリカの『Natural Medicines Comprehensive Database』の翻訳本）です。

［注　右書籍はあくまでも素材に関する情報の収載であり、個々の市販商品の効き目を示す情報ではありません］

● **コエンザイムQ-10**

血圧を降下させるほかの医薬品と併用することで、高血圧治療薬の服用量を減らせる、あるいは中止できる可能性があります。高血圧治療薬の調整は、医師の指導のもとで行ってください。

● **α-リノレン酸**

α-リノレン酸を多く含む食事を摂取することで、高血圧症を発症するリスクを3分の1に低減するとみられています。

● **オリーブ**（樹木。果実・種子の油脂、葉などを利用）

エキストラバージン・オリーブオイルを多めに加えた食事と通常の治療を並行した場合、高血圧症の人の血圧が6ヵ月以上にわたって改善することがあります。

## カリウム

塩分の排出を助けるため、高血圧症に効果があります。

## カルシウム

カルシウムサプリメントを摂取すると、高血圧の有無によらず、血圧を軽度低下させるようです（およそ1～2㎜Hg）。食塩感受性（塩分の影響を受けやすいタイプ）がある場合、あるいはカルシウム摂取量が非常に少ない場合に、より有効なようです。また、カルシウムの経口摂取は、重症腎疾患患者の血圧を下げることもあるようです。

## γ《ガンマ》－アミノ酪酸《らくさん》（脳で作られる化合物）

γ－アミノ酪酸（GABA《ギャバ》）を含む製品をほかの成分と併用すると、高血圧症の人の血圧を低下させる可能性があるとの研究報告があります。

**●グリーンコーヒー（炒っていない生のコーヒー豆）**

軽度の高血圧症の患者さんが、一日93㎎、あるいは185㎎のグリーンコーヒーの抽出物を28日間摂取したところ、血圧が下がったという研究があります。

**●ココア**

いくつかの研究によると、血圧が正常の人および高血圧症の人がビターおよびミルクチョコレートを一日46～105g食べると、収縮期血圧が4・7㎜Hg、拡張期血圧が2・8㎜Hgずつ下がりました。

**●サイリウム（別名「オオバコ」。種子と種皮を薬用することもある）**

サイリウムの種皮と大豆タンパクを併用すると血圧降下の効果があります。降下の程度は成人男女で収縮期血圧が8㎜Hgほど、拡張期血圧が2㎜Hgほどです。

## ●スイートオレンジ

高血圧症および脳卒中の予防に効果があります。スイートオレンジの果汁を飲むと、高血圧症および脳卒中のリスクが低減されるようです。

## ●タラ肝油（魚のタラの肝臓）

軽度の高血圧症の患者さんがタラ肝油を摂取すると、収縮期と拡張期の両方でわずかに血圧低下が認められます。降圧薬を飲んでいる人では血圧が下がり過ぎることがあります。

このタラ肝油は数ある魚油サプリメントの一つです。魚油サプリメントはタラ肝油のほかに、サバ、ニシン、マグロ、オヒョウ、クジラ、サケ、アザラシなどから作られるものがあります。

タラ肝油は血液凝固を抑える作用もあり、抗血栓薬を使用している人では出血しやすくなることがあります。

**●ニンニク**

ニンニクの摂取により、高血圧症の人の血圧を7～8％低下させたとする試験報告があります。また血圧が正常値の場合は、さらなる血圧の低下があるようです。なお、ほとんどの研究では、特定のガーリックパウダー製品を使用しています。

**●ビタミンC**（アスコルビン酸）

高血圧症に効果がある可能性があります。

**●ビルベリー**（ツツジ科スノキ属の植物。完熟果実と葉が用いられる）

高血圧症が高じて、目の網膜の出血などの病変が現れたときに用いられたという研究があります。

**●ピクノジェノール**（アメリカの商標登録製品の名前）

フランス海岸に自生する松の樹皮の抽出物から作られています。高血圧症のうち収縮期血圧を下げる働きが期待されます。しかし、拡張期血圧はあまり下げないようです。

**●発酵乳**

高血圧症に効果が期待されます。粉末状の発酵乳を含む錠剤を4週にわたり経口摂取することにより、高血圧症患者さんの最高血圧値が低下することが示唆されていますが、最低血圧値の低下については示唆されていません。

ほかの研究によれば、γ-アミノ酪酸を含む発酵乳製品を12週にわたり経口摂取することによって、血圧がやや高めの女性の血圧が低下することが示唆されています。

## ●緑茶

高血圧症に効果があったとの報告があります。中国人に対して行われた大規模な調査により、120～599mlの緑茶またはウーロン茶を毎日摂取することにより、高血圧症のリスクが低下することが示唆されています。600ml以上の摂取により、リスクはさらに低下するようです。

また、初期の臨床試験により、緑茶のエキスを毎日3ヵ月にわたり、あるいは緑茶を一日3回4週にわたり摂取することにより、高血圧症患者さんの血圧が低下することが示唆されています。

## ●魚油

魚油は高血圧症の場合に、血圧を軽度に低下させる働きがあるとみられています。

魚油に含まれるη３系脂肪酸には血管拡張作用があるとみられており、これによって血圧が下がると考えられます。

# 第3章

# オテガル運動で下がる

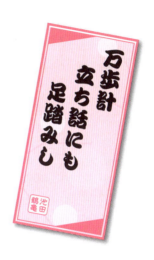

万歩計
立ち話にも
足踏みし

池田
鶴亀

**血管の
老化を防ぐ！**

**ちょっと
体を
動かしてみる**

# 運動で 減らす体重 増す寿命

## 血管の老化を防ぐには、運動が最も効果があります

はちまん
あおぐ

運動もまた、血管年齢を若く保つ様々な効果を持っています。実際に血管病、具体的にはメタボリックシンドローム、高血圧、糖尿病、脂質異常症などの治療では、いずれも積極的な運動を推奨しています。

なぜ運動が血管の老化を防ぐのでしょうか。

運動はエネルギーを消費します。

エネルギー源となるのは、体に蓄えられている脂肪であり、これが消費されることにより、細胞一つ一つの体積が減っていきます。

内臓脂肪が多いタイプの肥満は、中性脂肪過多により高血圧を引き起こしやすいのですが、内臓脂肪を減らすことによって中性脂肪も減り、高血圧になりにくい体質となります。

中性脂肪が多い肥満＝高血圧というのは、二つの理由によります。一つは中性脂肪が多いとLDL（悪玉）コレステロールが超悪玉コレステロールへと変貌し、動脈硬化を引き起こす要因になるからです。

二つ目は肥満になると、たまった脂肪組織が血管を圧迫して血管が細くなり、血流が血管壁を圧迫して高血圧になるからです。

運動すると、動脈硬化の最大要因である中性脂肪を減らせると同時に、血管を脂肪組織の圧迫から解放することができるのです。

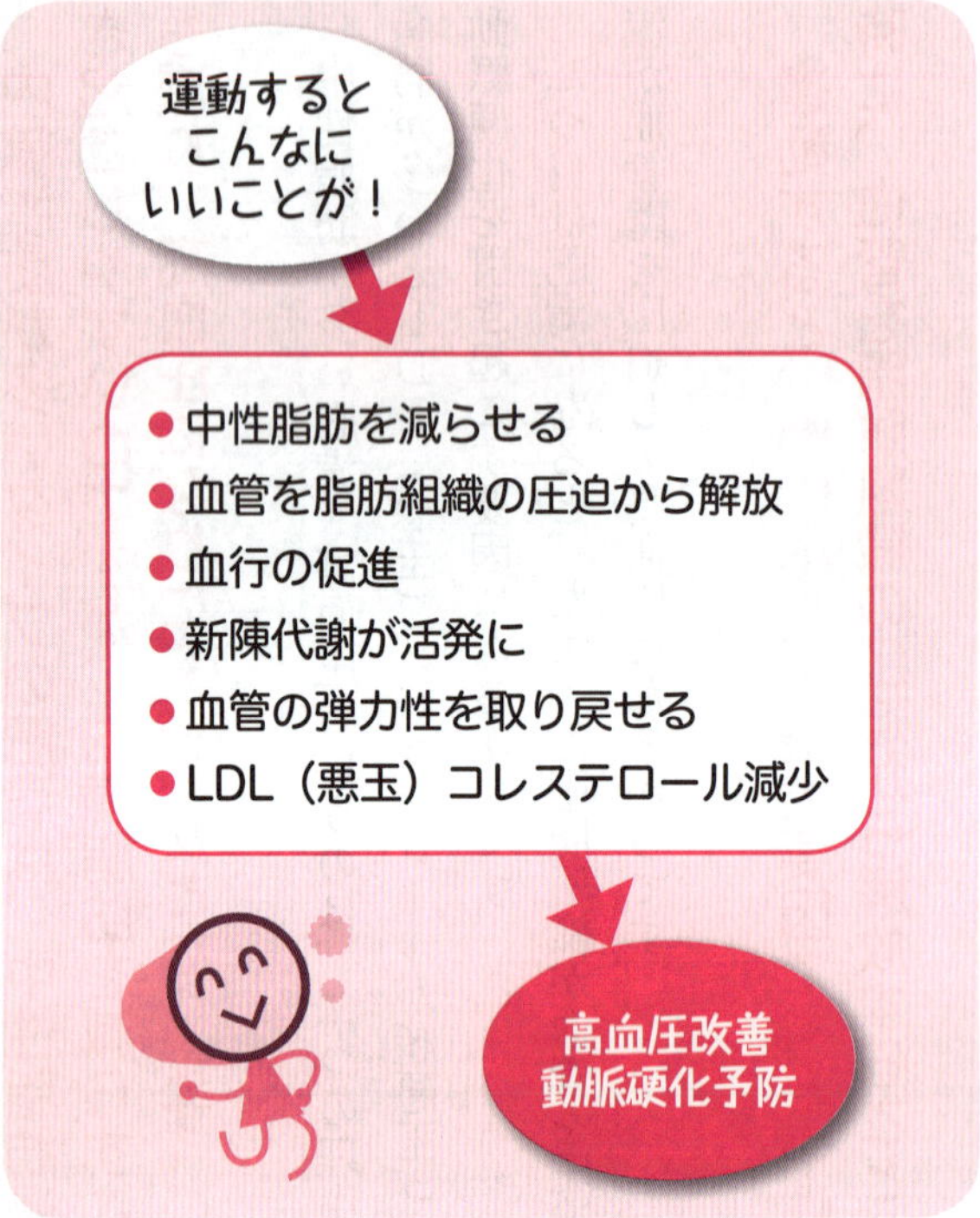
運動すると
こんなに
いいことが！
●中性脂肪を減らせる
●血管を脂肪組織の圧迫から解放
●血行の促進
●新陳代謝が活発に
●血管の弾力性を取り戻せる
●LDL（悪玉）コレステロール減少
高血圧改善
動脈硬化予防

　また、運動をすると酸素をたくさん必要としますし、体温も上がり、血流が盛んになります。血行が促進されることにより、血管の径は拡がります。血流が増えて血管も拡張するので、血圧は下がる方向に作用します。

　加えて、盛んになった血流と拡張した血管により、体の隅々まで血液が行きわたります。酸素や栄養が体の隅々まで行きわたることにより、新陳代謝を活発にします。

**近年の研究で運動で血行が促進すると、血管が弾力性を取り戻すこともわかってきました。これは動脈硬化の予防につながります。**

動脈硬化予防の観点でいえば、この病気の要因であるＬＤＬ（悪玉）コレステロールが減って、ＨＤＬ（善玉）コレステロールが増える点も見逃せません。

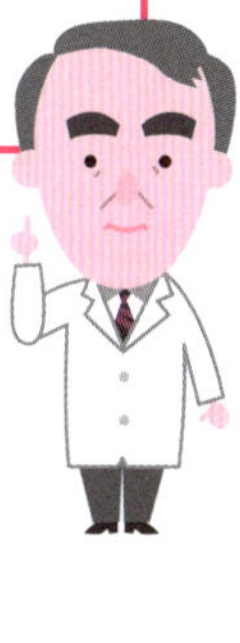
なにより運動はストレス解消効果もあります。血管の健康を考える上でも、運動はよいことずくめなのです。

# 駅なかで　ストレス減らす　昇り降り

## ストレスは血管を傷つけるので、解消法を実践してみましょう

吉田健康

職場でストレスにさらされて血圧が上がり、仕事が終わった後もクヨクヨしたり、不安でストレスにさらされたりして血圧が上がる。これでは血管によいはずがありません。

この悪循環を断ち切るにはストレス解消が必要です。解消といっても、毎日たくさんのお酒を飲むような方法ですと、体を壊してしまいます。

そこで、最も推奨できるストレス解消法は運動です。

運動には主に有酸素運動と無酸素運動の二つのタイプがあります。

## ◉有酸素運動

●体を動かしている間も酸素を体内に取り込んでいる運動
●呼吸をしながら体を動かすので、血圧が急激に上昇することはない

## ◉無酸素運動

●息を止めて気張って体を動かすような運動
●呼吸を止めて気張るたび血圧が上がる
●動脈硬化の人は場合によっては、血栓がはがれて血流に乗って移動し、心筋梗塞や脳卒中を引き起こすことがある

以上のことから、

**血管を若返らせ、かつ高血圧の予防・改善とストレス解消に、最も有効なのは有酸素運動です。**

有酸素運動は脂肪を燃焼しやすくする上、自分で加減ができるため、より長い時間にわたって運動を継続させることができます。「息が苦しい」と感じたらペースを下げてください。無理をしないようにしましょう。

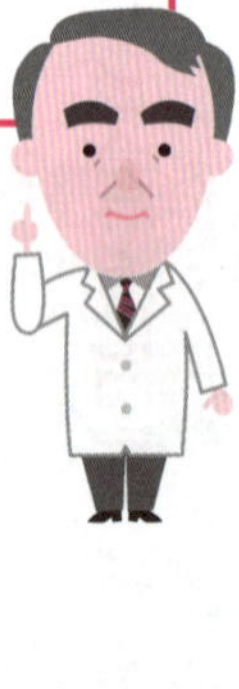

# ウォーキング　塵も積もれば　若返り

最も手軽な有酸素運動は、「歩く」ことです

ハート
つよし

有酸素運動にはウォーキング、水泳、ジョギングなどがあります。ちなみに無酸素運動は、懸垂運動、腕立て伏せ、ウエイトリフティング、短距離走などです。最も手軽な有酸素運動は「歩く」ことです。これを運動として特化したのが、ウォーキングです。イギリスで歩行と血管病に関する調査を行ったところ、

歩数が一日2000歩増えると、心筋梗塞や脳卒中などの重い血管病が発症するリスクが10％低下したそうです。

**有酸素運動**

- ウォーキング
- 水泳
- ジョギング

こっちがおすすめ！

**無酸素運動**

- 懸垂運動
- 腕立て伏せ
- ウエイトリフティング
- 短距離走

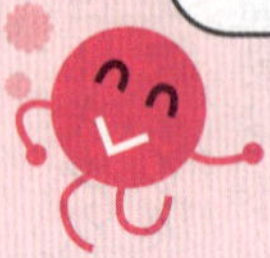

また、調査開始1年後に歩数が2000歩増えるとリスクは8%減少し、逆に歩数が2000歩減ると、リスクは8%上昇したそうです。

会社からの帰りにご自宅のひと駅前の駅で降りて、徒歩で家まで帰るのは一つの方法です。ひと駅2km離れているとすれば、一歩の幅が60cmとして3000歩強の歩数になります。

また、普段から意識していつもより歩くペースを速めたり、大きく手を振って歩いてみたりしてください。

駅ではエスカレーターやエレベーターを使わずに階段を上る習慣をつけるのも効果的です。電車やバスではなるべく座らないという方法も手軽な運動法といえるでしょう。

## 水中で 血も若返る もう一歩

ジョギングや水中ウォーキングで、血管が弾力性を取り戻します

伊藤佐血夫

もう少し本格的な運動をしたいなら、ジョギングや軽いランニングといった「走る」運動がおすすめです。違いはゆっくり走るか、速く走るかといった程度のものと考えてください。

ジョギングなどでリズミカルに体を動かすことは交感神経への働きかけとなり、血圧が高まる状態からバランスを保つ状態へと変わっていきます。

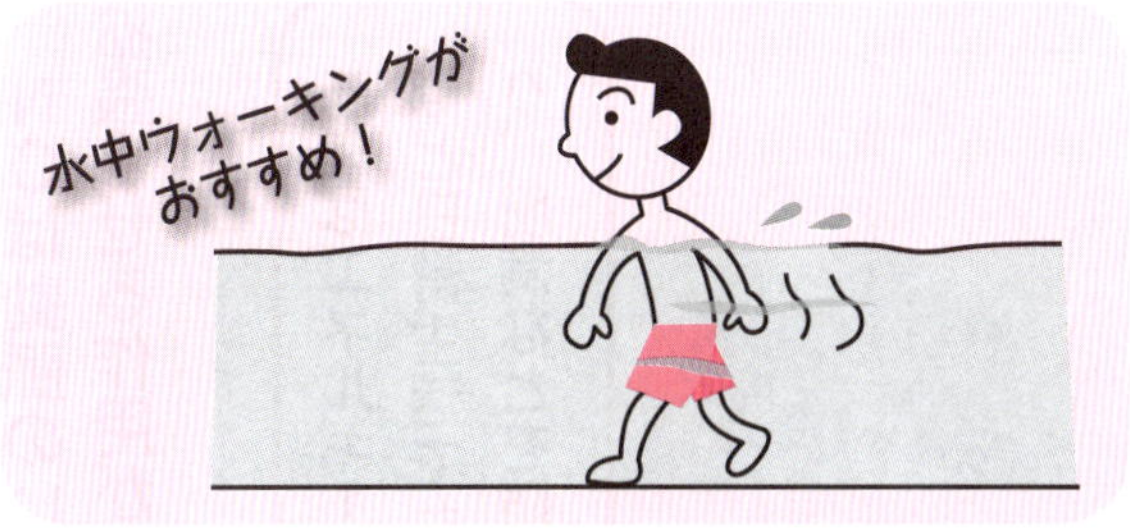


これは血管を拡張させることにつながります。血管が拡張すると、当然ながら血管壁にかかる血流の圧力も軽減し、血管への負担も軽減します。

水の中を歩く水中ウォーキングもおすすめです。水中では浮力が生じるため、陸上を歩いているときほど、足腰への負担がかかりません。

また、水の抵抗を受けながら、体全体を水に浸けて前に進むことになるので、効果的に全身を使う運動になり、筋肉もつきやすくなります。

ところで、先に「運動をすると血管が弾力を取り戻す」と申し上げましたが、これはNO（一酸化窒素）という物質が分泌されるためです。

NOは動脈のいちばん内側にある血管内皮細胞で作られ、血管を拡張させる作用があります。

筋肉はエネルギーの浪費家ですから、筋肉が体につくほど日常生活でもエネルギーを消費しやすい体となり、肥満などを防ぐことができます。

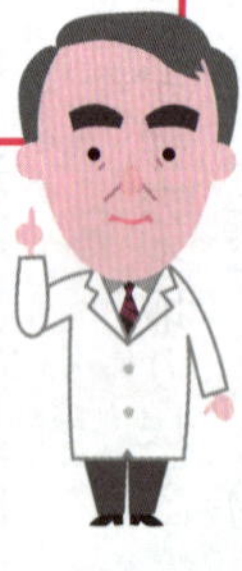

**万歩計　土日にかせぐ　歩数かな**

運動は、ライフスタイルに合った時間配分で行いましょう

室生再生

血管年齢を若返らせるといった目的で、これらの有酸素運動を考えた場合、**体を動かしていて、「少しきついかな」と思うくらいが適度とされます。**

目的はあくまで「血管のため」であって筋力増強ではありませんので、無理はなさらずマイペースで行うことを心がけてください。

ところで、日本高血圧学会による『高血圧治療ガイドライン２０１９』には、運

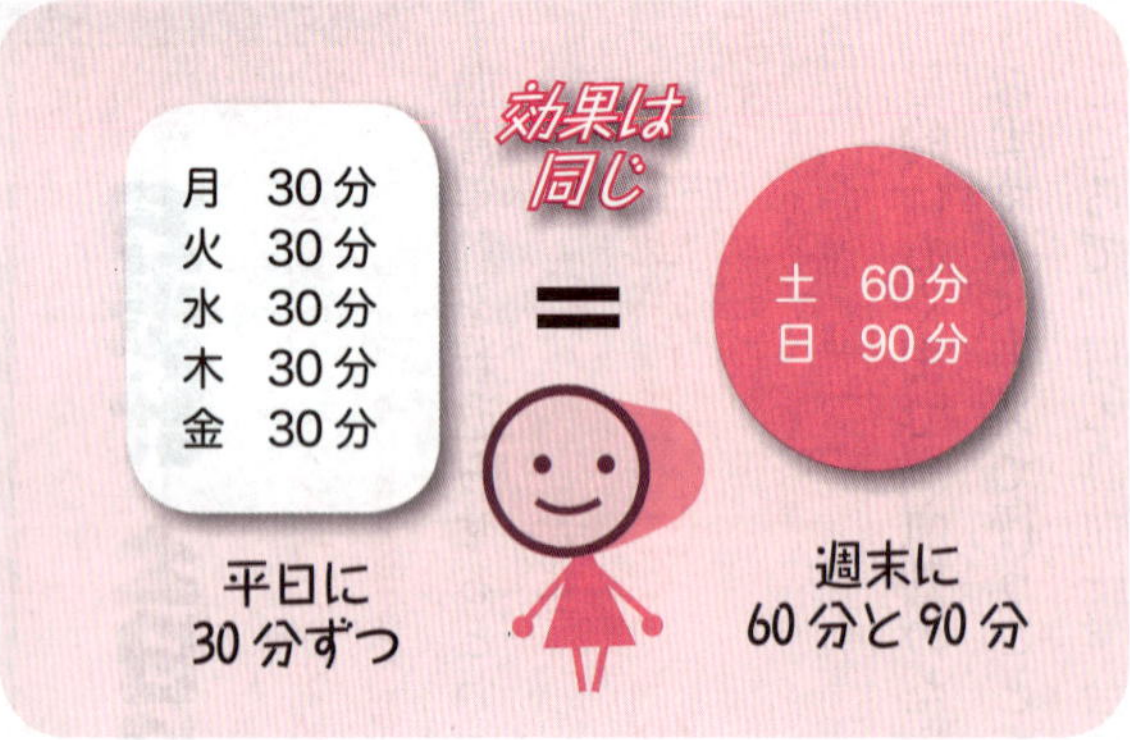
効果は同じ
月　30分
火　30分
水　30分
木　30分
金　30分
平日に30分ずつ
=
土　60分
日　90分
週末に60分と90分

動の目標量は「軽強度の有酸素運動を毎日30分、または週180分以上」と明記されています。

しかし、目標量に達しなくとも、運動で血管病のリスクを下げることは可能です。

運動をおすすめすると、よく「仕事で忙しくてわずかな運動でも時間が取れない」との意見を聞くことがあります。

実はカナダの大学の研究により、

「週に何回運動しようとも、トータルの運動量が同じであれば効果は同じ」

との報告がされています。

たとえば、週１５０分の運動時間があるとします。週末の土曜日と日曜日に60分と90分で行っても、一日30分で週に5日行っても、健康に与える効果は変わらないのです。

運動の時間がとれないという方は、日常生活に運動を取り入れてみてください。普段より速く歩く、3階までは階段を使う、休みの日は奥さんの買い物につき合うなど。ちょっとその気になるだけで新しい日々と血管の若さが手に入るのです。

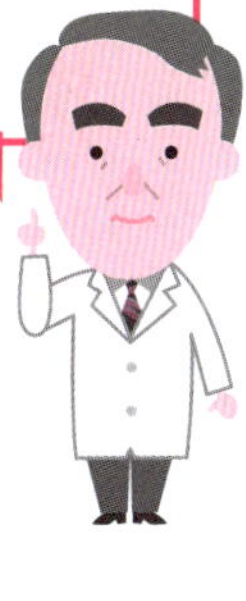

# 刺激受け上がる血圧要注意！

## ストレス社会は、高血圧社会です

最後隆盛

ここでストレスと血圧の関係についてお話ししておきましょう。

**自分の周囲で起こる様々な出来事が負担となって、体や心に変化が生じることをストレスといいます。**

ストレスは、騒音や暑さ寒さなど物理的な要因で発生することもありますが、緊張・不安・興奮など社会的あるいは対人的な要因によっても引き起こされます。

体や心に変化が生じるのは、脳の指令によって副腎からアドレナリンが分泌されるからです。

アドレナリンにより心臓は強く収縮して、全身の筋肉にエネルギー源となる酸素と糖を送り込み、心拍数も急激に増加させます。

**並行して、活動と興奮を司る交感神経が活発に働き始め、血圧が上昇していくのです。**

現代では、ストレス要因となる刺激が社会のあちこちにあふれています。氾濫《はんらん》する情報、高度な組織化により複雑化した人間関係、日々進化を続けるＩＴ機器。私たちは常に刺激を受け続けているのです。

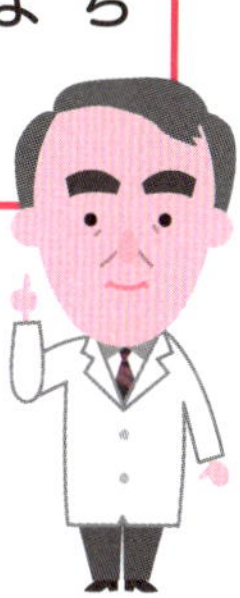

## 湯につかり 筋をのばして 血流よし

### 入浴効果で血流が改善します

代謝蕪村

仕事で疲れて家に帰ってきたときに、お風呂に入ってリフレッシュしたという経験はありますか？

日本人にとってお風呂は、ストレスを解消する上で欠かせないアイテムの一つといえるでしょう。ただし、

### 冬の寒い時期の入浴は要注意です。

入浴中の事故死は年間1万件以上で交通事故より多くなっていると報告されてい

ます。特に毎年11月から3月に集中して発生し、70歳以上の高齢者に多発することがわかっています。

また、高血圧、糖尿病、高脂血症（脂質異常症）、喫煙歴のある高齢者では、入浴前後の血圧の変動が大きいために、入浴中に心筋梗塞や脳卒中を起こしやすいことが知られています。

特に飲酒後に入浴すると、血圧が下がり過ぎて意識がもうろうとしておぼれてしまうことも少なくありません。

飲酒後数時間は絶対に入浴しないでください。また、お年寄りが入浴する場合には、ご家族に声をかけてから入浴するようにしましょう。

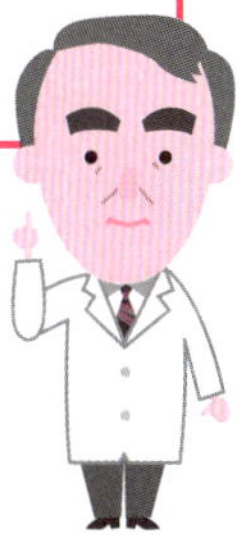

# その7本　昔は紫煙　いま死煙

## 喫煙は血管の老化を促進させ、血管病のリスクを増大させます

秋田おばこ

愛煙家の方には耳の痛いことかと思いますが、「タバコは体に悪いことしかない。百害あって一利なし」といえます。

**タバコを吸っているだけで血管内のリスクは倍増します。**

まず、タバコを吸うと血圧が上下とも一気に高くなります。収縮期血圧（最高血圧）は20㎜Hg、拡張期血圧（最低血圧）は10㎜Hg近くも上がることがわかっています。

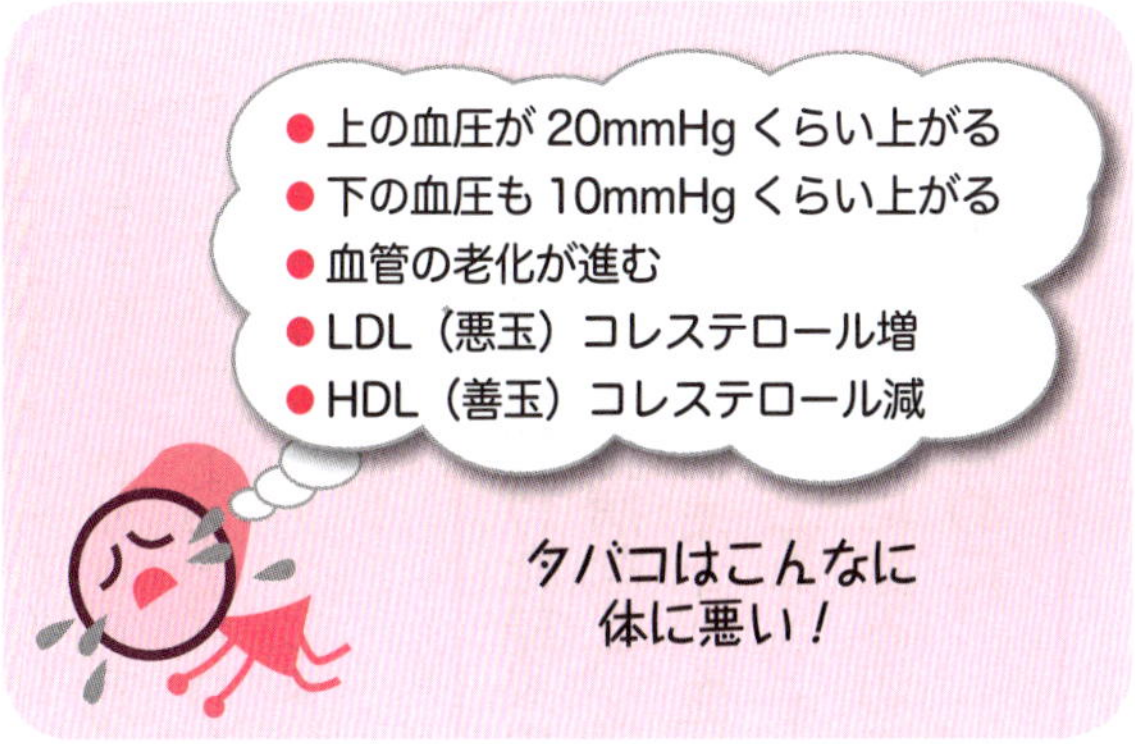
● 上の血圧が 20mmHg くらい上がる
● 下の血圧も 10mmHg くらい上がる
● 血管の老化が進む
● LDL（悪玉）コレステロール増
● HDL（善玉）コレステロール減
タバコはこんなに
体に悪い！

これは、タバコに含まれるニコチンが交感神経を刺激して、興奮スイッチがオンになるためです。ヘビースモーカーですと血圧が下がる間もなく、次の一本を吸い始めるため、血圧が高い状態がずっと続くことになります。

また、

**血管のいちばん内側にある内皮細胞が、タバコに含まれている酸化物質によって傷つけられてしまいます。酸化とは細胞のさびつき、つまり、老化にほかなりません。**

タバコを吸うという行為は、血管の老化を促進させる、まさに「逆アンチエイジング」ともいうべきものです。

さらにタバコによってHDL（善玉）コレステロールが減少し、LDL（悪玉）コレステロールが増えてしまいます。

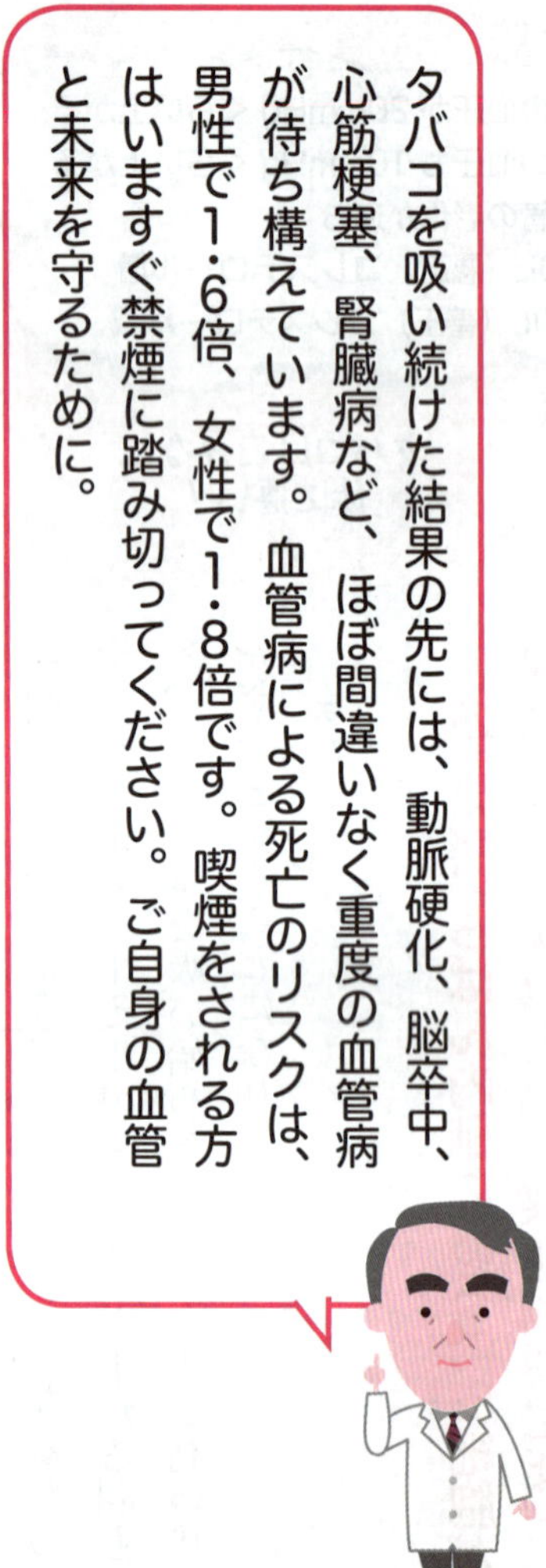
タバコを吸い続けた結果の先には、動脈硬化、脳卒中、心筋梗塞、腎臓病など、ほぼ間違いなく重度の血管病が待ち構えています。血管病による死亡のリスクは、男性で1・6倍、女性で1・8倍です。喫煙をされる方はいますぐ禁煙に踏み切ってください。ご自身の血管と未来を守るために。

第4章

# 薬をやめても下がる

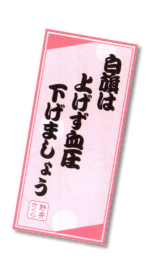

白旗は
上げず血圧
下げましょう

野井さくら

薬とうまく
付き合う！

↓

服薬を
やめられる

## 低リスク　習慣変えて　薬なし

### 重症度別に異なる治療方針を知っておきましょう

北西活鹿

高血圧と診断されたからといって、すぐに高血圧治療薬が必要になるわけではありません。

実は高血圧治療においては、治療開始時期に患者さんを次の3タイプに区別しています。

**○低リスク群**

**軽度の高血圧で動脈硬化の危険因子（喫煙・肥満・家族歴・高脂血症・糖尿病）がない人**

**○中等リスク群**
**中等度の高血圧で動脈硬化の危険因子が一～二つある人**
**○高リスク群**
**重度の高血圧で動脈硬化の危険因子が三つ以上あり、すでに脳卒中や心筋梗塞を起こしたことのある人**

当然ながら、リスクの違いによって治療方針と服薬治療の開始時期も異なります。個別に記すと次のようになります。

**○低リスク群**

生活習慣の改善による治療を開始。食事療法・運動療法を3ヵ月続けても収縮期血圧（最高血圧）140㎜Hg・拡張期血圧（最低血圧）90㎜Hg以上ならば、薬物による治療を開始。

## ○中等リスク群

生活習慣の改善による治療を開始。食事療法・運動療法を1ヵ月続けても収縮期血圧（最高血圧）140mmHg・拡張期血圧（最低血圧）90mmHg以上ならば、薬物による治療を開始。

## ○高リスク群

生活習慣の改善（食事・運動）療法と同時に薬物療法を併用して開始。薬物療法開始直後から1〜2週間以内に通院して血圧を測定。

# 塩を出す 増える尿の 温かさ

## 「パンパン型」か「ギュウギュウ型」かで違う高血圧の薬

笑徳大使

ところで、第1章で高血圧には「パンパン型」と「ギュウギュウ型」の2タイプがあると述べました。

血圧を下げる薬を降圧薬と呼びますが、現在、日本で使われている降圧薬の多くは、「ギュウギュウ型」に対するものです。レニン-アンジオテンシン系という体内の物質により、血管がギュウギュウと絞られていく過程のどこかの段階に作用し、血管を拡げようという薬です。

しかし、実は日本人の高血圧、特に高齢者では「パンパン型」の方が圧倒的に多いのです。この「パンパン型」高血圧に効果的なのが、水分を排出させる薬、つまりは利尿剤です。高血圧の治療は、タイプにあった薬を用いることで効率的に血圧を下げることができます。

**つまり「パンパン型」には塩出し薬、「ギュウギュウ型」には血管を拡げる薬が適しているのです。**

この降圧薬はたくさん種類があるように思われますが、実は作用の仕方から3つのタイプしかありません。

### ①血管を拡げて血圧を下げる血管拡張薬

降圧薬の中で最もよく用いられているのが、血管拡張薬です。

このタイプの薬にはカルシウム拮抗薬、ACE阻害薬、アンジオテンシンⅡ受容体拮抗薬、α遮断薬の4つがあります。

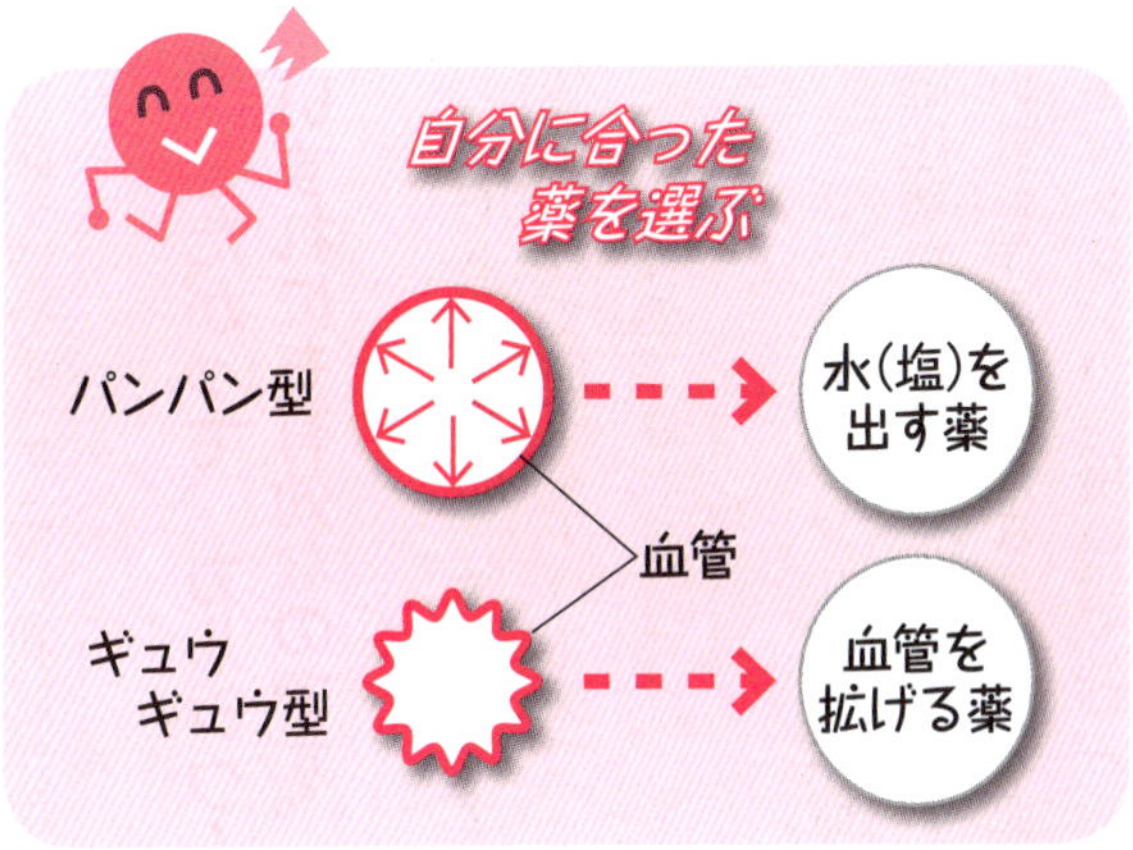
自分に合った
薬を選ぶ
パンパン型
水(塩)を
出す薬
血管
ギュウ
ギュウ型
血管を
拡げる薬

いずれも血管やホルモンに作用して末梢血管を拡げて血液の通りをよくし、血圧を下げる薬です。

このうちカルシウム拮抗薬は元来、狭心症の薬として開発されたのですが、優れた降圧効果があることから、現在では降圧薬の中心となっています。

カルシウム拮抗薬は、平滑筋の壁のカルシウムイオンの流れを遮ることで、血管を拡張させる働きをします。食品に含まれるカルシウムとはなんら関係はありません。

カルシウム拮抗薬は、心臓や末梢の血管を拡げる作用以外にも腎臓の血管を拡げて腎臓への血流を増やすことで、利尿作用、つまり塩分を排泄する作用も兼ね備えています。

**したがって、カルシウム拮抗薬はギュウギュウ型、パンパン型のいずれにも有効なのです。**

ACE阻害薬は、アンジオテンシンという血管収縮物質の生成を抑えることで血管を拡げて血圧を下げる薬で、古くから用いられ、心不全や心筋梗塞などの心臓病でもよく処方されています。しかし空咳の副作用が20%くらいにみられることが難点です。

アンジオテンシンⅡ受容体拮抗薬（ARB）は、日本で非常によく使われている降圧薬です。これはACE阻害薬と同じように、アンジオテンシンという血管収縮物質の作用を抑えることで、血圧を下げます。しかし日本人の高齢者では、アンジオテンシンの作用の元となるレニンという物質の濃度が若い人に比べて低くなってくるために、高齢者にはあまり効果的ではありません。

## ②塩分を体外に排出して血圧を下げる利尿剤

利尿剤は塩分を腎臓から排出することで血管内の圧力を減らし、血圧を下げます。腎不全や心不全のときにも強力な利尿剤を使いますが、高血圧治療に用いる薬は、利尿作用に加えてさらに血圧を下げる作用が強い、サイアザイド系利尿剤です。

利尿剤は降圧効果が高い上に廉価なのが特徴です。このため高齢者の降圧によく使われます。ただし尿酸値を上げたり、血液中のカリウムの値を下げたりしてしまう副作用もあるため、定期的に血液検査を行う必要があります。

## ③心臓の働きを抑えて血圧を下げるβ遮断薬

交感神経の細胞表面にあるβ《ベータ》受容体はアドレナリンが結合する部分で、心臓の拍動を増やすように働きます。β遮断薬はこのβ受容体に作用して、拍動が増えないようにすることで、心拍出量（心臓から流れ出る血液の量）を減らし、血圧を下げるのです。

血管拡張薬をホースの状態を変える薬とするならば、β遮断薬は心臓、つまりポンプの働きをゆっくりにすることで血圧を下げる薬です。

β遮断薬は狭心症の治療薬としても用いられ、心臓を保護する作用もあります。このため心臓病の患者さんに使われることが多くなっています。

副作用として脈拍数が遅くなり過ぎたり、喘息の患者さんでは症状を悪化させたりする恐れがあります。

降圧薬は、高血圧のタイプに合わせて、水分を排出するか（利尿作用）、血管を拡張させるかなど、その働きを理解して服用しましょう。

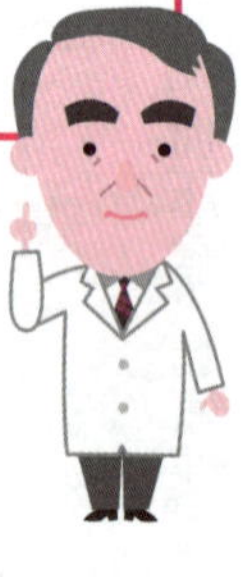

## けんかする　他の診療の　薬かな

複数の薬を服用している方は、飲み合わせに注意しましょう

高過晋作

血圧の薬、コレステロールの薬、関節痛の痛み止め、睡眠薬、胃腸薬、便秘の薬などなど、70歳前後になると7～8種類の薬を処方されている人も多くなります。

しかし、薬は相互に影響をおよぼすことが少なくない、ということも知っておく必要があります。

たとえば前立腺肥大に用いるα《アルファ》遮断薬という薬は、それ自体が血圧を多少下げる作用があるため、高血圧治療薬と一緒に服用すると血圧が下がり過ぎて、めまいや立ちくらみを起こすことがあります。

過敏性膀胱炎に用いる薬も自律神経を介して血圧に影響しますので、医師や薬剤

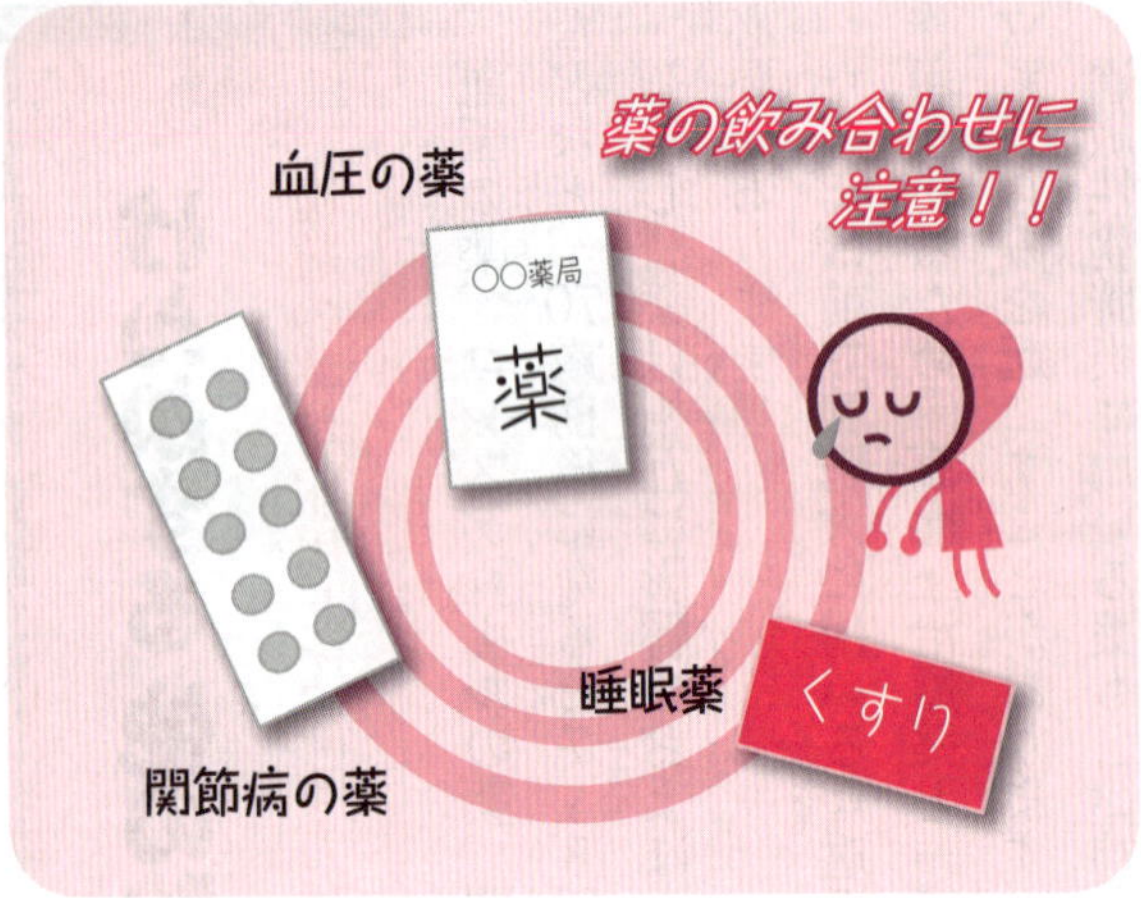
薬の飲み合わせに
注意！！
血圧の薬
○○薬局
薬
睡眠薬
くすり
関節病の薬

師さんにほかのクリニックや病院で処方されている薬との相互作用をチェックしてもらうとよいでしょう。

高齢になると内科以外に、皮膚科や泌尿器科、整形外科に通院して薬を処方してもらうことが多くなります。そういった場合に薬の相互作用を防ぐための方策として、

## 調剤薬局はかならず地元の薬局一軒だけにする

ということをおすすめします。

そうすることで薬の相互作用だけでな

く、副作用全般についても相談することができるのです。

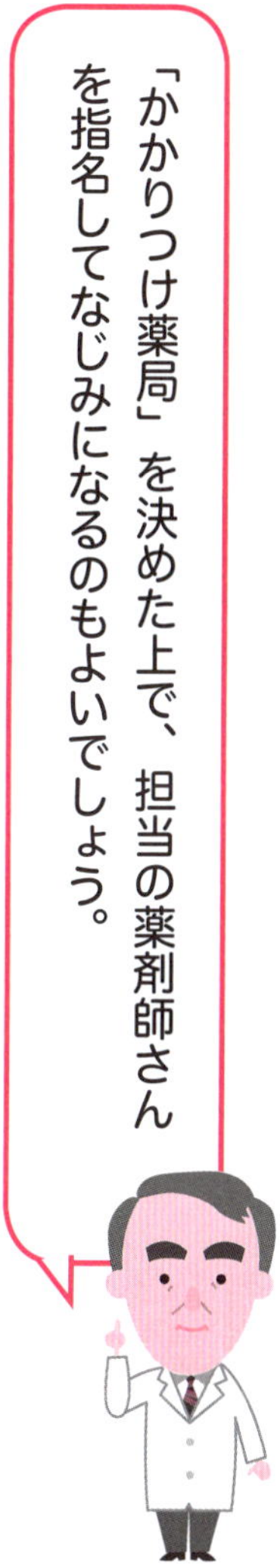
「かかりつけ薬局」を決めた上で、担当の薬剤師さんを指名してなじみになるのもよいでしょう。

# ◆高血圧治療薬との相互作用により好ましくない反応が生ずる主な食品・成分◆

食品および成分名の前にある 高 中 低 のマーク によって、相互作用の危険度を示しています。

高 この医薬品と併用してはいけません。

中 この医薬品との併用には慎重な経過観察が必要です。

低 この医薬品との併用には注意が必要です。

＊この情報は『健康食品・サプリメント［成分］のすべて2017 ナチュラルメディシン・データベース』を元にしています。

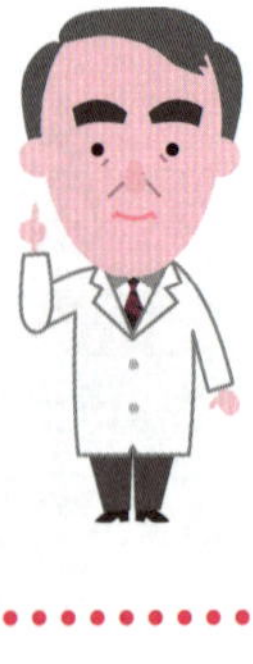

## ◯降圧薬全般と相互作用がある食品・成分

**・代表的なもの**

高 L-アルギニン

L-アルギニンは血圧を低下させます。降圧薬と併用すると血圧が下がりすぎる可能性があるので、注意が必要です。

**・相互作用があるその他のもの**

高 ゴマ

中 コエンザイムQ-10、中 DHA（ドコサヘキサエン酸）、

中 EPA（エイコサペンタエン酸）、中 アセンヤクノキ、中 オリーブ、

中 カゼイン・ペプチド、中 甘草、中 魚油、中 クコ、中 ザクロ、中 ステビア、中 大豆、

中 タラ肝油、中 発酵乳、中 ヨヒンベ、中 リンゴ酸、中 リンドウ、中 霊芝、中 柿

低 亜麻仁油、低 グリーンコーヒー、低 リンゴなど

## ◯降圧薬（α遮断薬）と相互作用がある食品・成分

・**代表的なもの**

中 ナギイカダ

神経を活性化させて血圧を上昇させ、心拍数を増加させると考えられており、降圧薬の効果を弱める恐れがあります。

## ◯降圧薬（アンジオテンシンII受容体拮抗薬）と相互作用がある食品・成分

・**代表的なもの**

高 ヨウ素（ヨード）

降圧薬の中には、体内からのカリウムの排出を低下させるものがあります。ヨウ素サプリメントの多くがカリウムを含むため、こうした降圧薬の投与中にヨウ素カリウムを摂取すると、体内のカリウムが過剰になる恐れがあります。

・相互作用があるその他のもの

中カリウム、中モリンダなど

## ○降圧薬（アンジオテンシン変換酵素阻害薬）と相互作用がある食品・成分

・代表的なもの

中カリウム

降圧薬の中には血中のカリウム量を増加させるものがあり、こうした降圧薬の投与中にカリウムを使用すると、血中カリウム値が上がり過ぎる恐れがあります。

・相互作用があるその他のもの

中コンブ、中ザクロ、中ヨウ素（ヨード）など

## ○降圧薬（カルシウム拮抗薬）と相互作用がある食品・成分

・**代表的なもの**

高 グレープフルーツ

グレープフルーツジュースには、降圧薬の吸収量を増加させる作用があると考えられています。降圧薬の投与中にジュースを摂取すると血圧が下がり過ぎてしまう恐れがあります。

・**相互作用があるその他のもの**

高 サンザシ、高 フォルスコリン

中 カルシウムなど

## ○降圧薬（β遮断薬）と相互作用がある食品・成分

・**代表的なもの**

中 サンザシ

血圧を低下させる作用があると考えられています。降圧薬の投与中にサンザシを摂取すると、血圧が下がり過ぎてしまう恐れがあります。

# 自覚なし　飲み忘れては　青息る

降圧薬の効き目が途切れない飲み方があります

武田震源

降圧薬を飲むタイミングについては、「朝、飲まなければならない」「食後に飲まなければならない」などと、一定のルールがあるわけではありません。

大切なのは「効果が24時間、続くような飲み方をする」ということです。

降圧薬を服用しているある女性患者さんの血圧は、夜は低めでしたが、朝は高めでした。処方されていた降圧薬を朝食後に飲むと、午後には効き目が発揮されるのですが、就寝後の真夜中に効果が切れ、朝方には血圧が高くなっていたようです。

そこで朝食後と夕食後の2度に分けて服用してもらったところ、朝の血圧も下がりました。

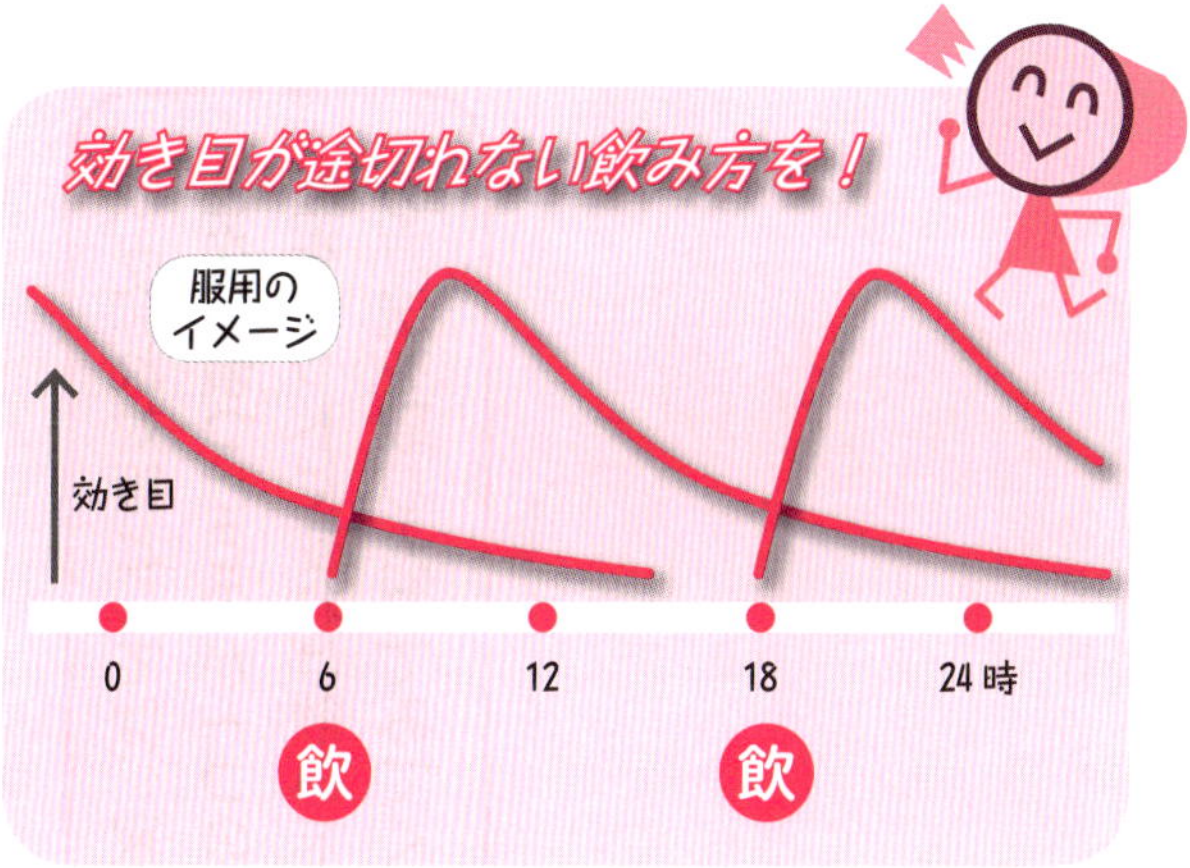
効き目が途切れない飲み方を！
服用のイメージ
効き目
0
6
12
18
24時
飲
飲

二度に分けると効果が薄れるので、許容できる範囲で薬の量を増やした上でのことです。２種類の降圧薬を服用している方は、朝と夜で別の薬を飲むのも血圧を24時間下げ続ける工夫の一つといえるでしょう。

**収縮期血圧（最高血圧）が200㎜Hg以上ということがない限り、高血圧はほとんどの場合、自覚症状がありません。**

このため、「薬を飲み忘れてしまった」ということが起こりがちです。高血圧は「サイレントキラー」ですから飲み忘れは防ぎたいものです。

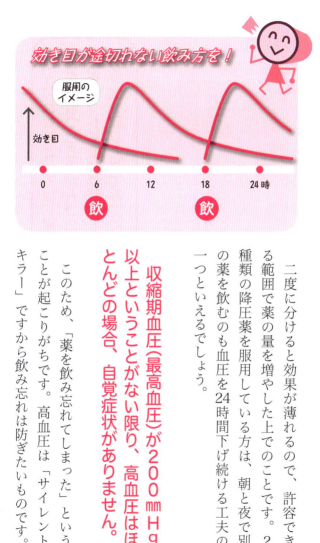

飲み忘れ対策としては、家庭用血圧計で血圧を測ることを習慣づけるのが一つの手でしょう。血圧測定と服薬をセットにすれば飲み忘れを防げます。ぜひともこの方法を取り入れてみてください。

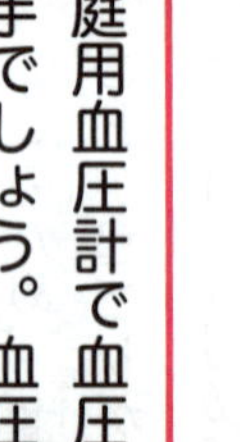

## せみ時雨　薬やめどき　努力する

タイミング次第で薬はやめることができます

服薬治療開始となると、たいていの患者さんは「先生、これは一生飲み続けなければダメなのでしょうか？」とお聞きになります。

安心してください。決してそのようなことはありません。

薬を飲みながら、食事・運動療法の両方に真摯に取り組み、薬を飲まずに済むようになった患者さんを、私はこれまで何人も見てきました。

**薬をやめるよいタイミングは夏場です。**

夏場は気温が高いため血管が拡張しやすく、患者さんによっては基準値の範囲内に収まる方もいらっしゃるので、そういう方には「しばらく薬はやめましょう。食事と運動療法は続けてください」とお伝えしています。

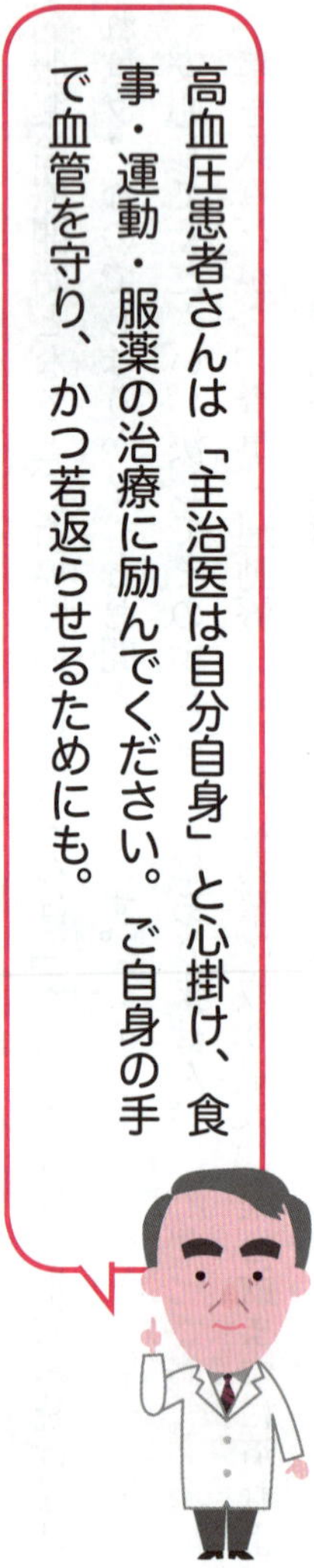
高血圧患者さんは「主治医は自分自身」と心掛け、食事・運動・服薬の治療に励んでください。ご自身の手で血管を守り、かつ若返らせるためにも。

## 血圧値記録表の使い方

● 次の見開きページに「血圧値記録表」を用意しました。できるだけ毎日計測し、自分の血圧を管理してください。まずは半年続けてみましょう！

● 用紙はコピーして使ってください。

● **家庭での血圧の測り方**（p.35 参照）
血圧は1日を通じて一定ではありません。食事や運動、入浴などで変動します。正しい血圧を測るために次の点に注意しましょう。

① 座った状態で、体の力を抜いてリラックスする。

② 出かける直前や食後直後、排尿前、入浴後すぐの測定は避ける。

③ 毎日、ほぼ同じ時間に測る（起床後1時間以内や就寝前など）。

④ 降圧薬を使用している場合は、服用前に測る。

| 年 | 血圧値記録表 | | | | | | | |
|---|---|---|---|---|---|---|---|---|
| 月 | 午前 | | | | 午後 | | | |
| | 時間 | 最高血圧 | 最低血圧 | 脈拍 | 時間 | 最高血圧 | 最低血圧 | 脈拍 |
| 日 | 時　分 | | | | 時　分 | | | |
| 日 | 時　分 | | | | 時　分 | | | |
| 日 | 時　分 | | | | 時　分 | | | |
| 日 | 時　分 | | | | 時　分 | | | |
| 日 | 時　分 | | | | 時　分 | | | |
| 日 | 時　分 | | | | 時　分 | | | |
| 日 | 時　分 | | | | 時　分 | | | |
| 日 | 時　分 | | | | 時　分 | | | |
| 日 | 時　分 | | | | 時　分 | | | |
| 日 | 時　分 | | | | 時　分 | | | |
| 日 | 時　分 | | | | 時　分 | | | |
| 日 | 時　分 | | | | 時　分 | | | |
| 日 | 時　分 | | | | 時　分 | | | |
| 日 | 時　分 | | | | 時　分 | | | |

| | | | | | | | | |
|---|---|---|---|---|---|---|---|---|
| 日 | 時　分 | | | | 時　分 | | | |
| 日 | 時　分 | | | | 時　分 | | | |
| 日 | 時　分 | | | | 時　分 | | | |
| 日 | 時　分 | | | | 時　分 | | | |
| 日 | 時　分 | | | | 時　分 | | | |
| 日 | 時　分 | | | | 時　分 | | | |
| 日 | 時　分 | | | | 時　分 | | | |
| 日 | 時　分 | | | | 時　分 | | | |
| 日 | 時　分 | | | | 時　分 | | | |
| 日 | 時　分 | | | | 時　分 | | | |
| 日 | 時　分 | | | | 時　分 | | | |
| 日 | 時　分 | | | | 時　分 | | | |
| 日 | 時　分 | | | | 時　分 | | | |
| 日 | 時　分 | | | | 時　分 | | | |
| 日 | 時　分 | | | | 時　分 | | | |
| 日 | 時　分 | | | | 時　分 | | | |
| 日 | 時　分 | | | | 時　分 | | | |

●川柳引用元一覧

日本高血圧学会・日本高血圧協会　高血圧川柳受賞作品
p.15　p.71　p.75　p.76　p.80　p.82　p147

日本心臓財団　「健康ハートの日」川柳入選作品
p.131

日本生活習慣病予防協会　「ザ・川柳かるた」入選作品
p.124　p.144

ウェルネス健康川柳入選作品
(主催：ツルハグループドラッグ＆ファーマシー西日本)
p.123

著者●**桑島 巖**（くわじま いわお）
東都クリニック 高血圧専門外来
臨床研究適正評価教育機構理事長

## プロフィール

1971年岩手医科大学卒業。1973年から東京都養育院附属病院（現・東京都健康長寿医療センター）循環器科勤務、1980年アメリカニューオリンズオクスナー研究所留学を経て、1988年東京都健康長寿医療センター内科医長、2003年東京医科大学客員教授を兼任、2005年東京都健康長寿医療センター副院長を経て、現職。

専門は循環器科、血液内科。特に高血圧治療においては日本を代表する専門家の一人。高血圧に関する著作も多く、わかりやすい説明には定評がある。TVなどへの出演では、NHK「ためしてガッテン」、テレビ朝日「たけしの家庭の医学」などがある。

●編集協力
株式会社桂樹社グループ

# 血圧が下がる本

著　者　桑島 巖
発行者　宇野　文博
発行所　株式会社　同文書院
〒112-0002　東京都文京区小石川 5-24-3
TEL (03) 3812-7777　FAX (03) 3812-7792
振替 00100-4-1316
印刷・製本所　三報社印刷株式会社

ISBN978-4-8103-3181-3　C0077　Printed in Japan